很小很小 的 小偏方

中老年疾病一扫光

土晓明◎编著

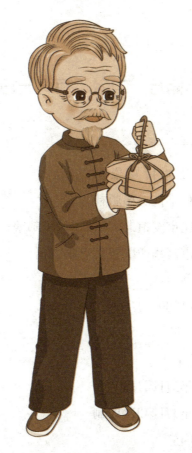

河北科学技术出版社

·石家庄·

图书在版编目（CIP）数据

很小很小的小偏方. 中老年疾病一扫光／土晓明编
著. -石家庄：河北科学技术出版社，2013.3（2025.3重印）
ISBN 978-7-5375-5571-5

Ⅰ. ①很… Ⅱ. ①土… Ⅲ. ①中老年-疾病-土方-
汇编 ②老年病-土方-汇编 Ⅳ. ①R289.2

中国版本图书馆CIP数据核字（2012）第297450号

很小很小的小偏方 中老年疾病一扫光

土晓明 编著

出版发行：河北出版传媒集团
　　　　　河北科学技术出版社
地　　址：石家庄市友谊北大街330号（邮编：050061）
印　　刷：三河市富华印刷包装有限公司
经　　销：新华书店
开　　本：710×1000　1/16
印　　张：13
字　　数：140千字
版　　次：2013年3月第1版
　　　　　2025年3月第2次印刷
定　　价：59.00元

"人老了，不中用了，不是这毛病就是那毛病，整天药不离身"，说这些话的远不只是拄着拐杖的老年人，还有四十出头的中年人。随着人们生活节奏的加快以及老龄化的加剧，中老年人的健康问题日益严重，疾病接踵而至：久咳不止、咽喉炎、盗汗、自汗不止、失眠、痔疮、哮喘、慢性胃炎；腰酸、腿疼、胳膊痛、肩周炎、骨质疏松；尿急、尿频、尿等待、排尿无力；高脂血症、高血压、高血糖；肝硬化、动脉硬化、心脏病……

毋庸置疑，有病了就要治。但就治病而言，很多患者都有一个误区：无论大病小病都往医院跑，一些医生也不管是感冒、咳嗽，还是需要降压、降脂，这药那药开一大堆，钱不少花，结果，几个疗程下去，病情不见好转。那么，有没有少花钱甚至不花钱，还能调治疾病的方法呢？有，偏方就是不错的选择。

所谓偏方，是指药食（多数是服用起来没有痛苦的调味品和美味食材）不多，却对某些病症具有独特疗效的方剂。正是本着这样的认识，广泛参照，搜罗、整理了这本《很小很小的小偏方　中老年疾病一扫光》，收录了循环系统、呼吸系统、消化系统、泌尿系统、生殖系统等各类中老年常见病74种，涉及众多实用偏方。在适用群体、选方原则、偏方组成等方面严格甄选，从偏方来源上也尽可能多方考证，力图保证偏方的科学性、权威性，这是策划、编辑的初衷，也是整理过程中一以贯之的标准。

适用群体：中老年常见病、慢性病、部分初发病及疑难杂症患者。

选方原则：见效管用、取材方便、制作简便，花钱少。

偏方组成：绿色疗法为标准，以生姜、枸杞、鸡蛋、核桃、韭菜、黑豆、红枣等常见食材为主，易找药材为辅，但并不拘泥于此，立足患者，还补充加入了管用经穴，以供调治选用。

偏方来源：传统经典医药典籍，经过民间千年验证和作者多年医疗实践。

急患者之所急，想患者之所想，本书所涉及的每一种中老年常见病，都尽可能从食疗、经穴调治方面加以说明，以尽可能满足不同病症、不同体质患者的治疗需要。此外，针对美容、亚健康等问题还收录了泡脚疗法和面膜、眼膜疗法等，以引导并满足养生爱好者健康和美丽的双丰收。

为父母长辈选一本《很小很小的小偏方 中老年疾病一扫光》，让他们安享健康；自选一本《很小很小的小偏方 中老年疾病一扫光》，让健康伴随梦想。

编　者

目录 Contents

第一章 【循环、血管及神经系统】小偏方

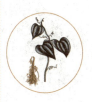

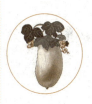

很小很小的小偏方 中老年疾病一扫光

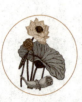

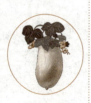

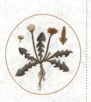

第二章　【呼吸系统】小偏方

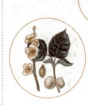

第三章　【消化系统】小偏方

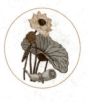

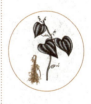

第四章　【泌尿系统】小偏方

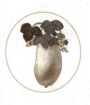

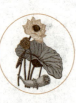

第五章　【生殖系统】小偏方

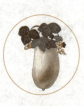

第六章　【筋骨祛病】小偏方

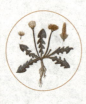

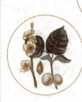

| 第七章 | 【皮肤五官】小偏方 |

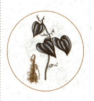

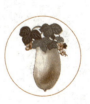

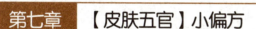

很小很小的小偏方 中老年疾病一扫光

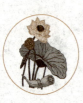

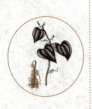

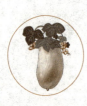

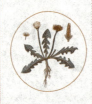

第一章

【循环、血管及神经系统】小偏方

人到中年常常会患上高血压、冠心病、动脉硬化、脂肪肝、心绞痛等重大疾病，还有些更年期妇女常会感到心情抑郁、健忘、头痛、失眠多梦、心神不宁。面对这些问题，很多人会选择去医院，但是医院手续繁杂不说，而且还得排队等候。其实，防治中老年疾病并不难，只要您能懂得一些防病的小偏方，在家就能控制病症。

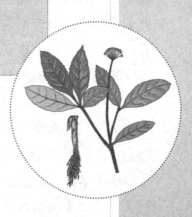

神经衰弱不烦恼，耳穴贴压疗效好

患者小档案

症状：精神疲乏、脑力迟钝、注意力难集中，紧张、易激动、烦恼。

管用小偏方：

按摩耳朵，在耳朵上选取神门、枕、皮质下、心、肾等主穴点，外加肝、胆、脾等配穴，将耳朵常规消毒后，将粘有王不留行籽的耳贴贴到这些穴位上，两耳交替贴压，每天自行按压3～5次，每穴压3～5分钟即可。

张姐在一家单位从事人力资源工作，单位的工作相对而言不是太辛苦，福利待遇也好。小孩儿读初中了，很听话，学习成绩也好。按说，她的生活应该是很舒服的，没什么问题才对。可就在去年，因为单位效益不好，上级领导说把一些闲散的部门集中成一个部门，减少人员损耗，这样一来就有一批工人面临下岗。这个消息宣布后，张姐就着急上火了，天天提心吊胆，晚上根本睡不好，稍微有点动静就醒，饭也吃得少，今天这儿痛，明天那儿难受，自己痛苦不说，还把她爱人给折腾得受不了了，跑来找我，一定要我开个方子，让她"消停消停"。

我根据张姐的情况，断定她患上了神经衰弱。神经衰弱属于心理疾病的一种，是由于大脑神经活动长期处于紧张状态，导致大脑兴奋与抑制功能失调而产生的一组以精神易兴奋、脑力易疲劳为主要特点的症候群，属于神经功能性障碍的一种。

中医学讲，心、肝、肾、脾等脏腑功能失调，压力过大，思虑过多，就会直接伤害脾脏和肝脏，脾的运化能力不足，其他的脏腑就得不到足够的营养支持而出现气虚，心气虚、肾气虚都源于此；肝藏血，肝脏受伤，血液就会出问题，肝血不足，最直接的症状就是心烦、易怒。而且肝藏血的功能不足，心血也会失去调养，从而出现各种心神问题，综合表现出来就是神经衰弱。因此，要想治好神经衰弱一定要以心为主，兼顾脾、肝和肾，调心，最重要的是宁心安神。

鉴于张姐面临工作的压力，必然要在工作上更加努力上进，不能请假医治，所以我给她爱人推荐每日进行耳穴按摩，这样既不会耽误时间，还能自己治疗，且不易被人发现。

具体做法：在耳朵上选取神门、枕、皮质下、心、肾等主穴点，外加肝、胆、脾等配穴，将耳朵常规消毒后，将粘有王不留行籽的耳贴贴到这些穴位上，两耳交替贴压，每天自行按压3～5次，每穴压3～5分钟，按压的时候，稍微有痛感是很正常的现象，按到耳朵有麻胀、发热的感觉为宜，3～4天换一次药，换一边耳朵，10次一个疗程，连续治疗1个月，就能见效。

她爱人听后，苦着脸说："这样我还得忍受她一个月的折腾，有没有快速治疗的办法？"我想了想，感觉如果搭配桂圆芡实粥，可能效果会更好。

具体做法：取桂圆肉、芡实各20克，糯米100克，外加15克酸枣仁，一起煮成粥，吃的时候用蜂蜜来调味，每天早上当早餐，连服1个月。桂圆可滋补心肺，酸枣仁可安心神，搭配食用可有健脑益智、益肾固精之功效，可治疗神经衰弱、智力衰退、肝肾虚亏等病症。对治疗中年人因为压力而导致

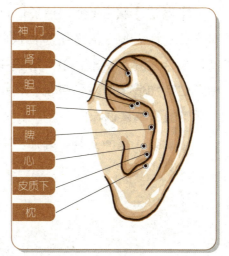

神门
肾
胆
肝
脾
心
皮质下
枕

的心神疲乏、神经衰弱实在是再好不过了。

老中医推荐增效食疗方

益智仁红枣粥

【做法】益智仁15克,白术10克,红枣5颗,大米80克。将益智仁、白术、红枣分别洗净,放入砂锅中,水煎成汁,去渣,放入洗净的大米,熬煮成稀粥即成。

【功效】益气安神,补气养血。

酸枣仁远志粥

【做法】远志10克,酸枣仁(炒)8克,大米80克。将远志、酸枣仁一同放入锅中,加4碗清水,水煎成汁,去渣;将大米淘洗干净,放入远志酸枣仁汁中,大火煮沸后,转小火熬煮约30分钟,成粥后,晾温,即可食用。

【功效】宁心安神,祛痰开窍,补中益气。

柏子仁炖猪心

【做法】猪心1个,柏子仁10克,姜片、葱末、盐、鸡精、料酒各少许。猪心清洗干净,横向切成厚片,放入沸水中焯煮片刻,去除血腥,捞出,放入砂锅中,再放入姜片、葱末、料酒、柏子仁,加适量清水,煮沸,转小火炖约30分钟,猪心软烂后,加适量盐、鸡精调味即成。

【功效】镇静安神,补血养心,润肠通便。

醋泡黑豆，防治冠心病

患者小档案

症状：冠心病，血黏度稠，血管腔阻塞。

管用小偏方：

取黑豆500克（如果没有黑豆，用普通的黄豆也行），醋100毫升，将黑豆炒20~25分钟，不能炒焦，冷后及时装入玻璃瓶内，加醋浸泡，密封7~10日后即可食用。每日早、晚各食6粒。

隔壁张大爷退休多年，身体一直很硬朗。前天夜里，突然牙痛得厉害，早晨起床后牙痛还没能缓解，就到医院五官科进行查治。经医生检查，牙齿既无龋洞、牙周炎，牙龈也不红肿，一时难以找到牙痛原因，就转诊到内科。医生详细询问病史和检查后，认为牙痛可能是一种隐性冠心病心绞痛发作反射所引起，建议他做心电图检查。检查结果显示，张大爷确实患了冠心病。为了避免心脏的冠状动脉进一步狭窄，医生给张大爷开了降脂药和阿司匹林，让他长期吃。但张大爷胃不好，吃了一段时间后就觉得胃痛，医生说估计是阿司匹林的副作用，又给他换了氯吡格雷。可总吃西药不是办法，于是张大爷找到了我，让我想想别的办法，治疗他的冠心病。

我告诉张大爷，冠心病即冠状动脉粥样硬化性心脏病，指冠状动脉粥样硬化使血管腔阻塞，导致心肌缺血、缺氧而引起的心脏病。此病的出现跟日常的饮食习惯和生活习惯有很大的关系。日常生活中，除了要合理饮食，不要偏食，不宜过量；注意休息，尤其是要保持足够的睡眠。心态与情绪方面要舒畅，生活要有规律，以免过度紧张；遇事要心平气和，讲求宽以待人。根据张大爷的实际情况，我开了一个比较适用的小偏方，让他回去以后多用用。

具体做法：取黑豆500克（如果没有黑豆，用普通的黄豆也行），醋100毫升，将黑豆炒20~25分钟，不能炒焦，冷后及时装入玻璃瓶内，加醋浸泡，密封7~10日后即可食用。每日早、晚各食6粒。这个方法不仅能防治冠心病，还能降压降血脂，具有多重保健作用。

张大爷用这个偏方，连吃了3个月，病情得到了控制，人也精神多了。这则方子为何有此奇效呢？

原因一是豆类富含亚油酸、亚麻酸、异黄酮等成分，营养价值极高。特别是异黄酮成分，可以降低血脂，抑制平滑肌细胞的增殖，避免动脉血管上的斑块进一步增大；还能抗血小板聚集，避免血栓形成，具有类似阿司匹林的效果。正是因为有这些好处，临床上已经研制了从大豆里提取异黄酮制成的药品豆苷元片，用于治疗冠心病。

另一个原因是，豆子用醋泡过之后，能显著提高其中不饱和脂肪酸的含量，所以更有保健意义。而黑豆与黄豆相比异黄酮含量更高，这就是泡醋豆首选黑豆的原因。

温馨提醒

统计资料表明，不喝茶的冠心病发病率为3.1%，偶尔喝茶的为2.3%，常喝茶的（喝3年以上）只有1.4%。因此，日常生活保健中就要注意多喝茶，少喝酒、少吸烟。

麦冬薏苡仁粥

【做法】麦冬、生地黄各25克，薏苡仁50克，生姜10克，粳米80克。粳米洗净；生姜洗净，切片；薏苡仁洗净，与麦冬、生地黄、薏苡仁、姜片一同放入砂锅中，加适量清水，水煎成汁，去渣，放入粳米继续熬煮成粥即成。每日1剂，分服2次。

【功效】滋补心肾。用于治疗心肾阴虚型冠心病所引起的头晕耳鸣、心胸隐痛、心悸盗汗等不适症状。

参归鹌鹑蛋汤

【做法】红参、当归、丹参各5克，鹌鹑蛋8～10枚，海米2～5克，盐、麻油各适量。将红参、当归、丹参同煎成药汁，去渣取汁；将鹌鹑蛋打入碗中，入药汁拌匀，加入海米、盐、麻油，上笼蒸熟即成。每日1次，7～10天为1个疗程。

【功效】温阳祛寒，化瘀止痛。用于治疗寒凝心脉型冠心病，缓解胸闷心悸、肢体寒冷等不适症状。

毛冬青猪蹄汤

【做法】毛冬青80克，猪前蹄1只，盐少许。将毛冬青洗净，切碎；猪蹄在火上稍烤一下，去毛，洗净，剁成小块；将毛冬青和猪蹄一同置于锅中，加水适量，大火煮沸后，转小火炖约1小时，猪蹄熟烂后，捞出药渣，加盐少许调味，即可食用。

【功效】益气活血，舒筋通络。治疗心血瘀阻型冠心病，缓解心悸胸闷、气血瘀阻症状。

大蒜疗法，治疗高脂血症最简便的方法

患者小档案

症状：高脂血症。

管用小偏方：

取紫皮大蒜50克，陈粟米100克。先将紫皮大蒜剥去外皮，洗净后切碎，剁成蒜蓉，备用。陈粟米淘洗干净，放入砂锅内，加水适量，用大火煮沸后，改用小火煨煮至粟米酥烂。待粥将成时，调入紫皮大蒜蓉，拌和均匀即成。

老郭是我的一位患者，他以前在一家公司做销售主管，经常忙到10点以后才回家，双休日也不休息，赴饭局、陪客户是常事。结果糟践了身体不说，还让自己变成了大胖子，妻子担心他患上"三高"，于是便让他辞了职，换个悠闲的工作。最近，在体检时老郭被查出"甘油三酯2.48毫摩尔/升"，超过了正常值。自从被宣判为患了高脂血症以后，他才发现，身边跟他同病相怜的"难兄难弟"还真不少，饭局多、工作强度大、缺乏运动、吸烟喝酒是他们的通病。

讲到这里，我要说一句，大量的研究资料和临床实践证明，高脂血症与动脉粥样硬化的形成和发生发展有着极为密切的关系。而动脉粥样硬化正是包括冠心病、脑卒中在内的心脑血管疾病发病的基础。不仅如此，高脂血症还是高血压、糖尿病、肾脏疾病、甲状腺功能减退的临床表现。这些"黑色同盟军"一旦联手，将进一步危害人体健康。因此，如果你有和老郭一样的饮食习惯，且缺乏运动，最好每半年或一年进行一次血脂检查。一旦发现自己患有高脂血症，就得想方设法控制住病情。

那么，如何控制病情呢？很多人都知道，多吃鱼特别是海鱼，能摄取里面丰富的不饱和脂肪酸，有降血脂和预防动脉硬化的效果。但一般人可能不知道，大蒜及大蒜制剂一样能有效地降低血清总胆固醇和甘油三酯水平，是防治动脉粥样硬化的重要食物之一。陈大蒜更能有效地防止高胆固醇饮食所引起的家族性血清总胆固醇水平升高。因此，我劝老郭不妨试一试用大蒜疗治，也许会有意想不到的功效。

具体做法：

1.取紫皮大蒜50克，陈粟米100克。先将紫皮大蒜剥去外皮（剥大蒜之前，用水把整个蒜头泡过，去皮就很容易了）。洗净后切碎，剁成蒜蓉，备用。陈粟米淘洗干净，放入砂锅内，加水适量，用大火煮沸后，改用小火煨煮至粟米酥烂。待粥将成时，调入紫皮大蒜蓉，拌和均匀即成。每日1次，对湿热内蕴、气血瘀滞型高脂血症伴糖尿病患者尤为适用。

2.取大蒜50克，新鲜白萝卜1根。先将大蒜头细切碎末，白萝卜削皮后切细丝，用细盐稍腌一下，挤去水。将蒜末与萝卜丝拌匀，放入小碗内，然后加入生抽、香油，或少许绵白糖，和匀后当作早晚吃稀饭时的小菜，既鲜美可口，又可治疗高脂血症。

老郭回去后每天坚持用上面的食疗方，三周以后，就明显感觉精神头足了。昨天单位体检，他拿着体检表一看，血脂指标都恢复到正常水平了。

老中医推荐增效食疗方

苦瓜炒豆芽

【做法】苦瓜、绿豆芽各200克，植物油10毫升，盐3克，白醋5～10毫升。将苦瓜洗净，挖去瓜瓤及籽，切成丝，用少许盐撒在瓜丝上略腌一下；绿豆芽用清水泡两遍，沥干水分。炒锅内放入植物油，油热后倒入苦瓜略加翻炒，再入绿豆芽，炒至豆芽稍变软，即可倒入白醋，炒匀即可出锅装盘。还可酌加些白糖，成糖醋味；对喜食甜的人较适合。

【功效】利水化湿，降脂降压，降火开胃。绿豆芽有祛火解毒之效。苦瓜所含的纤维素和果胶可加速胆固醇在肠道的代谢，以排泄、降低血中的胆固醇。

核桃仁鲜虾炒韭菜

【做法】韭菜250克，鲜虾150克，芝麻油15毫升，核桃仁50克，食盐3克，黄酒、葱、姜各适量。韭菜择洗干净，切成3厘米左右长的小段；虾剥去壳洗净；葱、姜洗净分别切成段、片。将锅置于火上，放入芝麻油，把葱入锅煸香，再放入核桃仁、虾仁、黄酒，并连续翻炒，至虾熟，加入韭菜，再翻炒片刻，加盐调味后即成。

【功效】健脑，补肾，助阳。适宜于高脂血症患者食用。

芹菜炒豆腐干

【做法】芹菜250克，豆腐干50克，精盐、味精、植物油、葱、姜各少许。芹菜洗净切成段，豆腐干切成丝备用。锅中加植物油少许，烧至七成热，将芹菜、豆腐干放入锅内煸炒至芹菜熟透，同时放入精盐、味精等调料即成。

【功效】清热解毒，平肝息风。适宜于各种类型的高脂血症，尤其适宜中老年高脂血症伴高血压病患者食用。

动脉硬化，试试玉竹汤软化血管

🐾 **患者小档案**

症状：动脉硬化、下肢出现麻木、酸痛感，不能自由行走。

管用小偏方：

1.常饮玉竹汤，玉竹12克，白糖20克。加水煮熟，饮其汤，食其药，日服1剂。

2.常做康复运动，逐渐增强运动强度。

动脉硬化是动脉的一种非炎症性病变，可使动脉管壁增厚、变硬，失去弹性，管腔狭小。动脉硬化是随着人年龄增长而出现的血管疾病，其规律通常是在青少年时期发生，至中老年时期加重、发病，男性较女性多。近年来本病在我国逐渐增多，成为老年人死亡的主要原因之一。

吴女士是一位动脉硬化患者，她患高血压有10余年了，血压波动在150/90毫米汞柱左右，还患有2型糖尿病，每日吃药就如同吃饭一样。去年，吴女士突发一次心脏病，虽然抢救过来了，但身体出现了麻痹症状，小腿部疼痛，右足发凉，麻木。医生说，可能是冠心病的后遗症。后来，经双下肢动脉彩超检查发现：双下肢动脉内多发斑块形成，双侧股浅动脉及腘动脉管腔狭窄，右侧胫前动脉血流迂曲、断续，足背动脉未见明显血流信号。诊断为下肢动脉硬化闭塞症。

医生建议住院治疗，吴女士便每天遵医用药，虽然疗效不错，但花费太高，当吴女士症状有所好转后，便要求出院回家休养。医生担心吴女士病情反复，于是开了许多软化血管的药，这样一来，吴女士每天吃的药比饭还多，身体哪能吃得消啊。儿子也为母亲的病担心，整天忧心忡忡的，后来，经朋友介绍，说我这里可能有软化血管的偏方，不妨让他妈妈来我这里看看。

吴女士便在儿子的陪伴下，来到了我的诊所，我了解了吴女士的情况后，推荐她常饮玉竹汤。

具体做法：玉竹12克，白糖20克。加水煮熟，饮其汤，食其药，日服1剂。主治动脉硬化。玉竹味甘，性平，归肺、胃经。可滋阴润肺，养胃生津，玉竹中所含的维生素A，具有软化血管的功效，而所含的甾苷，具有强心功能。

时间 （发病起算）	运动安排参照
第2～3天	抬高床头45度，持续15～30分钟
第4～7天	床上伸展上肢5次，伸展下肢5次，做深呼吸5次。每天完成2套
第2周	在床上直立静坐，每天2次，每次5～10分钟;可在床上或床边坐位洗脸、吃饭;坐椅子，每天2次，每次5～10分钟；床边站立每天2次，每次5～10分钟;床边走动，每次10～20步，每日2次;室内步行，每次10～20步，每日2次
第3周	病区走廊步行，从每日1次，不超过50米开始，每日递增，至周末时达到300～500米，行走不要求速度，可以自由速度步行
第4周	在室外步行，每日步行2次，周末时应能在步行中上下1次二层楼
4周之后	根据医生对病情的把握，测算出适合自己的运动量，选择步行、慢跑、骑车、游泳等动态型运动(避免举哑铃、搬重物、掰腕子等静态型运动)进行后期的康复锻炼

此外，我还给吴女士制定了一个疗程的康复训练表，这样吴女士在家就可以做康复锻炼，这对治疗冠心病也很有帮助。

吴女士听后，说一定按照方子做。大概一个月后，当我再见到母子时，吴女士已经能在诊所里自由走动了，腿也不再麻木、疼痛了，而且双足发凉症状有所减轻，行走距离明显延长。

老中医推荐增效食疗方

🏅 木耳拌黄豆芽

【做法】黄豆芽300克，水发黑木耳200克，香油、精盐、味精各适量。黄豆芽洗净，放入开水锅中，焯至断生，不能焯烂，以保持脆嫩，捞出；黑木耳择洗干净，切丝，放入开水锅中焯透、变脆。黄豆芽和黑木耳均放入盘内；再放香油、精盐、味精等拌匀食用。

【功效】黄豆芽可清热利湿，健脾消肿；黑木耳可补气益智，活血润燥，软化血管，搭配食用可治疗动脉硬化，缓解高血压、冠心病等症。

🏅 山楂合欢粥

【做法】生山楂15克，合欢花30克（鲜品50克），粳米60克，白糖适量。将山楂、合欢花一同煎煮，留汁去渣，放入淘洗的粳米煮粥，粥熟加糖，稍煮片刻粥熟即可。每日早晚2次，温热服食。

【功效】安神解郁，舒筋活血，化瘀除积，促进血液循环，软化血管。

抑郁不算病，一杯参茶来助兴

患者小档案

症状： 抑郁症，常出现情绪低落、悲观等情绪。

管用小偏方：

1.人参茶，取人参片3克，以沸水冲泡，加盖闷约15分钟，即可频饮，每日1剂。

2.服用鱼肝油。

老百姓常说"家家有本难念的经"，这句话可一点也没说错，前几日，一位姓刘的女士来我诊所看病，进门时，刘女士一脸的委屈，说自己很痛苦。我有些纳闷，便与刘女士聊了起来，得知刘女士也算是位成功女性，有一份不错的工作和稳定的收入，儿子正在上大学，老公也在一家前景不错的公司做部门经理，邻居们见了，都说刘女士有福气，殊不知刘女士并不像外人看到的那样幸福，她工作压力很大，情绪很低落，再加上快进入更年期，心里非常烦躁，老公还时常出去喝酒，因此他们经常吵架斗嘴，所以她对生活感到悲观，有时甚至感到很痛苦。她也曾去看过医生，医生告诉她患上了抑郁症，而且她性格内向，不喜欢跟陌生人谈论自己的私事。我了解情况后，她吞吞吐吐地问我有什么方法能帮助她。

抑郁症是一种常见的精神疾病，患者常会出现情绪低落，兴趣降低，思维迟缓，缺乏主动性，自责自罪，饮食睡眠差，担心自己患有各种疾病，感到全身多处不适，严重者可出现自杀念头和行为，常发生在生活压力大、无处疏泄、得不到家庭的温暖、性格内向的人身上，而刘女士正是如此。我看着刘女士的样子，给她推荐了一个小偏方。

具体做法：每天一杯参茶。取人参片3克，以沸水冲泡，加盖闷约15分钟，即可频饮，每日1剂。

人参具有治疗心情烦躁、抑郁等精神症状的功能，人参中含有人参皂苷，人参皂苷对脑神经细胞有兴奋作用，对脑缺氧损伤的神经细胞有保护作用，还能促进神经细胞之间的传递，增强学习和记忆能力。因此，每天喝杯参茶不仅可以提神醒脑，而且对缓解抑郁症是非常有效的。

刘女士听后，心情似乎好了一些，说回家一定试试。我看着她准备要走，还特别嘱咐她，心情不好的时候可以找人聊聊天，平时要注意睡眠，可以加服一些鱼肝油，这样既可补充营养，还能强健身体。

刘女士回去后，买了一些参茶和鱼油，每天坚持服用，过了一些日子，抑郁的症状就消失了，整个人气色也好多了，工作也更高效了。于是，兴奋地给我打来了电话，特意表示感谢。

老中医推荐增效足浴方

🏆 青皮柴胡足浴方

【操作】青皮、柴胡各60克，枳壳20克。将上药加清水适量，煎煮30分钟，去渣取汁，与2000毫升开水一起倒入盆中，先熏蒸，待温度适宜时泡洗双脚，每天1次，每次熏泡40分钟，10天为1个疗程。

【功效】理气通络，疏肝解郁。适用于情绪抑郁、两胁胀痛等症。

🏆 石菖蒲女贞子足浴方

【操作】石菖蒲、女贞子、旱莲草、白芍各13克，酸枣仁18克，白术、川芎、玫瑰花各9克。将上药加清水适量，浸泡20分钟，煎数沸，取药液与1500毫升开水同入脚盆中，趁热熏蒸，待温度适宜时泡洗双脚，每天2次，每次40分钟，15天为1个疗程。

【功效】疏肝解郁。适用于心烦意乱、情绪抑郁等症。

地榆三皮足浴方

【操作】地榆、五加皮、合欢皮、柴胡各22克，丹皮、元胡各18克，当归、杜仲、远志各9克。将上药加清水适量，煎煮30分钟，去渣取汁，与2000毫升开水一起倒入盆中，先熏蒸，待温度适宜时泡洗双脚，每天早、晚各1次，每次熏泡40分钟，10天为1个疗程。

【功效】疏肝解郁。适用于情绪忧郁、心烦意乱、失眠多梦等症。

二芍柴胡足浴方

【操作】赤芍、白芍、柴胡、生地、茯苓各18克，当归15克，苍术、甘草各10克。将上药加清水适量，煎煮30分钟，去渣取汁，与2000毫升开水一起倒入盆中，先熏蒸，待温度适宜时泡洗双脚，每天1次，每次熏泡40分钟，10天为1个疗程。

【功效】疏肝解郁，健脾和营。适用于心情抑郁、两胁胀痛等症。

归脾汤加按摩，治好你的胸痹心痛

患者小档案

症状：胸痹心痛。

管用小偏方：

1.归脾汤，白术、当归、白茯苓、黄芪（炒）、龙眼肉、远志、酸枣仁（炒）、人参各3克，木香2克，甘草（炙）1克。水煎成汁，每日1剂，分成2～3次服完。

2.经穴按摩，取后背的至阳穴、前胸的膻中穴、腹部的关元穴和手臂上的间使穴，这些对缓解心痛都是非常有效的穴位。每天尽可能多地按揉这四个穴位，每次不少于10分钟，心口痛的症状就能有所改善，进而逐步消失。

一天，晚饭后，我陪老爸老妈在小区的街心花园散步，碰见爱看《红楼梦》的王大姐，她说最近她感觉自己像书中的林黛玉似的常常皱着眉头，手按胸口，虽然惹人怜爱，但总感觉一副生了大病的样子。我一听心里有些担心，因为捧心蹙眉，说明心脏有不适感，感到胸痹心痛，这是心绞痛的征兆。

中医认为，胸痹心痛是由正气亏虚，或者寒凝、痰浊、气滞、血瘀等毒邪侵入人体，阻塞心脉，致使心中阳气不足、气血不畅而引发的。患者常常出现左胸部闷痛，甚至疼痛直达背部，并伴有心悸、气短、呼吸不畅，乃至剧烈喘息、睡觉时不敢平躺、面色苍白、不时冒冷汗等情况。《黄帝内经》中说"心为气血所养"，也就是说如果一个人本来就气血亏虚，再碰到外邪干扰，尤其是情志所伤，就会出现心脉阻塞。

王大姐话还没说完，我赶紧对她说，你先别看这些太悲情的片了，你这胸痛心痛的毛病有可能是心绞痛。我建议她最近有空去医院做一些心脏方面的检查。她听说是心绞痛，也不敢怠慢，第二天就请假去了医院。过了几天检查结果出来了，心脏上问题不大，就是因为气血不通、心脾两虚，再加上她最近总看一些过于悲情的电视剧，导致心痛胸痹。了解情况后，我推荐王大姐服用一段时间的归脾汤。

具体做法：白术、当归、白茯苓、黄芪（炒）、龙眼肉、远志、酸枣仁（炒）、人参各3克，木香2克，甘草（炙）1克。水煎成汁，每日1剂，分成2～3次服完。可养血安神、补心益脾，缓解心痛、胸痹不适症状。

此外，如果能搭配中医经穴按摩疗法来打通筋络，治疗效果会更好。

具体做法：取后背的至阳穴、前胸的膻中穴、腹部的关元穴和手臂上的间使穴，这些对缓解心痛都是非常有效的穴位。每天尽可能多地按揉这四个穴位，每次不少于10分钟，心口痛的症状就能有所改善，进而逐步消失。

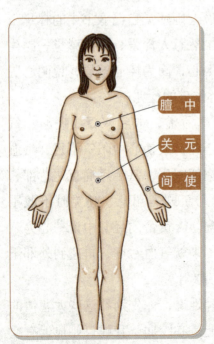
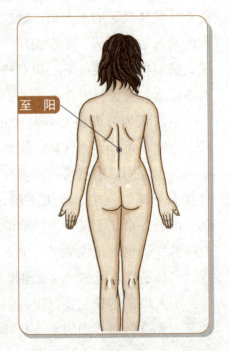

膻中　关元　间使　至阳

🏅 苹果丹参汁

【做法】苹果2个，羊奶、豆浆各100毫升，丹参20克，红糖适量。苹果洗净，去核切成小块，入家用果汁机中绞成浆汁，待用；丹参水煎取汁，入其余各味和匀煮沸煮熟即可。每日1剂，分2次服用，可常用。

【功效】益气活血，化瘀通脉，去脂降压。缓解胸痹、心痛、喘不上气等不适症状。

🏅 芹菜炒鳝片

【做法】黄鳝120克，西瓜翠衣(西瓜皮)150克，芹菜180克，姜、葱、蒜茸各少许。黄鳝活宰，去肠脏、骨、头，洗净，用沸水焯去血腥，切成片，西瓜翠衣洗净，切条；芹菜去根、叶，洗净，切段，全部放入热水中焯一会儿，捞起备用。起锅下麻油，下姜、蒜茸及葱炒香，放入鳝片，炒至半熟时放入西瓜翠衣、芹菜翻炒至熟，调味，勾芡，略炒即成。

【功效】滋阴平肝，清热消暑。缓解动脉粥样硬化引起的头痛眩晕、心悸、胸痹心痛等症状。

🏅 油焖枳实萝卜

【做法】枳实10克，白萝卜400克，虾米50克，葱末、姜丝、盐、猪油各少许。将枳实水煎成汁，取汁去渣；将白萝卜洗净，切块，用猪油煸炸，加虾米，浇药汁适量，小火煨约30分钟，烂熟时，加入葱末、姜丝、盐拌匀，即可食之。

【功效】疏肝理气，化痰散痞，破气消积。缓解头晕心悸、胸痹心痛等症状。

健忘了，动动手比冥思苦想更有效

患者小档案

症状：健忘，记忆力减退，有时会出现突然大脑空白症状。

管用小偏方：

解绳操：找一根长50～60厘米、筷子粗的绳子，打上20个结，有空的时候再将绳结一一解开。注意，重点就在这解绳结上面了，要求分别用双手拇指、食指解5个结；拇指、中指解5个结；拇指、无名指解5个结；拇指、小指解5个结。每个手指头都刺激到，而且不能用指甲，要用指肚解结。

人们常说"贵人多忘事"，而这在医学中称为"健忘"。健忘症，是指日常生活中记忆力差、遇事易忘等情况，比如有些人出门总忘了带钥匙；手机明明就在手边，可是满世界乱找；刚刚放好的钱包，转过身就忘了放哪儿；进屋想拿东西，却不记得想拿什么。

在我的患者中有一位法官，他姓林，他就患上了健忘症。一次，他来诊所问我，健忘该如何治疗？我当时有些好奇，一般人都不会把健忘当回事，而他却很在意。他告诉我，一次他到外地审理案件，可到了地方，自己大脑突然一片空白，仿佛忘记了自己是来做什么的了，于是只好让身边的同事代替自己审理，事后，领导对自己的看法也很大，并叫去训斥了一顿，说以前自己是个出口成章、下笔千言的好干部，怎么临近退休了，出这样的事。其实，他也是一肚子委屈，心里十分沮丧，感觉自己真的老了，不中用了。回到家，虽然家人劝他别想太多，但他还是想知道为什么。后来，他看书得知这是健忘症，于是便来到了诊所，想请我帮他想想办法。

我了解情况后，我让他先去医院做一个详细的脑部检查，再来诊所。大概过了两周，林先生拿着检查结果来找我，说自己可能患上了脑血栓，医生给他开了治疗的药。他一脸愁眉不展的样子，担心自己会发展成老年痴呆症，于是我安慰了一下他，告诉他，只要他坚持服药，并做一些锻炼，他的健忘症是可以治好的。

中医认为，心脾气虚、心肾不交、肝郁血瘀等都有可能引发健忘。而西医认为是大脑皮质功能软化、神经衰弱、脑动脉硬化、脑萎缩等原因造成，发作时，会出现记忆力衰退或记忆中断等症状。但我认为，健忘多由于气血两虚，心脑等器官长期得不到足够的滋养，稍有风吹草动，就会引发各种各样的问题；同时有的人心事重，凡事都要思前虑后，遇到想不通的地方，也没有人可以倾诉，郁结在心里，久而久之就出现了问题。

因此，患上健忘症，与其冥思苦想的担心，不妨常动动手，做做解绳操。

具体做法：找一根长50～60厘米、筷子粗的绳子，打上20个结，有空的时候再将绳结一一解开。注意，重点就在这解绳结上面了，要求分别用双手拇指、食指解5个结；拇指、中指解5个结；拇指、无名指解5个结；拇指、小指解5个结。每个手指头都刺激到，而且不能用指甲，要用指肚解结。仔细观察你就会发现这是在刺激手指上的十宣穴，可起到提神、醒脑、开窍的作用。但需要注意的是，最开始练习时，绳结打得要松些，等动作熟练以后，慢慢将绳结打紧，以强化手指头的锻炼。

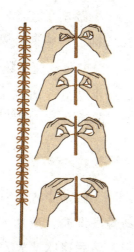

这招我也是跟一位80多岁的老人家学来的。这位老人满头白发，但精神很好，耳不

聋眼不花，思维清晰，丝毫不逊于年轻人，老人告诉我她的养生秘诀就是做解绳操，既可提神还能醒脑。

林先生听后，对那位老人心生敬佩，对我说："生命在于运动啊，我也要向那位老人学习。"于是，林先生决定每天坚持锻炼。我再次见到林先生时，他告诉我，他已经坚持练习快半年了，现在很少会发生忘事的毛病了，而且前阵子做脑部定期检查时，医生说他的脑血栓病控制得不错。看着他乐呵呵的样子，我心里也很欣慰。

温馨提醒

在您闲暇时，不妨学习一两样动手的事情，如雕刻、绘画，到楼下晒晒太阳，做做操，让手指带动头脑运转，这不但可以预防健忘，而且对中老年朋友的身体健康是非常有好处的。

老中医推荐增效食疗方

🏆 红枣葱白汤

【做法】红枣20枚，葱白7根。将红枣洗净，用水泡发，煮20分钟，再将葱白洗净加入，连续用文火煮10分钟。吃枣，喝汤，睡前服，连服数天。

【功效】补益心脾，养血安眠。适用于心脾失眠、多梦易醒、醒后难以入眠、心悸健忘、面色少华、神疲乏力。

🏆 黄芪人参粥

【做法】人参粉3克，黄芪15克，粳米100克，冰糖适量。先将黄芪洗净，煎汁去渣，再入洗净的粳米及人参粉(或片)煎熬至熟，然后将冰糖放入锅中，加水适量，熬汁，再将糖汁徐徐加入熟粥中，搅拌均匀即成。早、晚空腹食用。食人参粥期间，不可同吃萝卜和茶。

【功效】益元气，补五脏，固表止汗。适用于老年体衰、食欲不振、失眠健忘、体虚自汗、性机能减退等一切气血津液不足的病症。

🏆 黄芪乌鸡汤

【做法】乌骨鸡肉500克，当归、黄芪各30克。将乌骨鸡宰后去毛及内脏，洗净，切成小块；当归、黄芪洗净；把全部用料放入锅内，加清水适量，武火煮沸后，文火煮2小时，调味即可。随量食用。

【功效】调补气血，补肾调经。适用于月经不调属气血两虚、肾精不足者。症见月经后期，经量不多，稀薄而色淡，面色苍白，神疲气短，心跳加快、健忘，失眠多梦，头晕腰痛，舌淡红苔薄白。

🏆 桂圆莲子粥

【做法】桂圆肉、莲子各15～30克，红枣5～10枚，糯米30～40克，白糖适量。先将莲子去皮心，红枣去核，再与桂圆、糯米同煮粥。食时加白糖少许。可做早餐。

【功效】益心宁神，健脾养血。适用于心阴亏损、气血虚弱而引起的心悸、怔忡、健忘。

调治盗汗，补气排骨汤赶走健康盗贼

患者小档案

　　症状：盗汗，睡中出汗、醒后即止、少寐多梦、神疲乏力、易患感冒。

　　管用小偏方：

　　1.黑豆浮小麦汤，取黑豆50克，浮小麦30克，冰糖适量。将以上诸味煮汤饮用。

　　2.滋阴牡蛎汤，牡蛎50克，地骨皮、银柴胡各5克，生姜3片，红枣3个，一起来煮。

　　有些人也许有这样的感受：夜晚睡着后，汗流不止，等一醒来，汗又没了，好像什么都没发生过似的。这在医学中称为"盗汗"，也就是"汗被偷了"，患者常会感到形体消瘦、手脚心发热等症状。

　　那么，汗怎么就被平白无故地偷了呢？其实它的根源在于身体的气血不调。一方面是因为肺气不足，另一方面则是因为劳累过度，阴虚火旺，精血亏损。《黄帝内经》中说："肺主毛皮，司卫气。"这也就是说如果肺气不足，我们体表的皮肤就会疏松。这时候如果身体过度地劳累，损耗了我们的精血，就会产生虚火，而火是要消耗水液的，这样它又会耗干我们身体的津液，而体表的皮肤疏松，不能有效地固摄住津液，结果就出现盗汗的现象。

　　我曾经遇到一位正处于更年期的中年女士，她就有盗汗的症状。睡着时大汗淋漓，身体像被蒸过一样，内衣全湿了，可醒过来就什么事都没有，有时连自己都觉得是在做梦。刚开始她以为是更年期闹的，周围的朋友也说可能是更年期身体虚的缘故，于是她开始补，买了许多保健品，花了不少钱。开始这些药还管点事，精神好了许多，可时间一长，不起作用了，盗汗、心悸、失眠多梦这些老毛病又慢慢地回来，弄得这位女士十分烦恼忧心。她来我这儿诉说，我对她讲，不是这些保健品不好，而是你没抓到治疗的重点。

我告诉她，盗汗不是什么大病，完全用不着花成百上千元去买那些昂贵的保健品。我推荐她用补气排骨汤和滋阴牡蛎汤来调理身体，不仅能治疗她盗汗的毛病，而且对安全度过更年期也是非常有益的。

具体做法：

1.黑豆浮小麦汤，取黑豆50克，浮小麦30克，冰糖适量。黑豆洗净，浮小麦用纱布包好，同入锅加清水，大火煮开转小火煮40分钟，取纱布包，加冰糖调味。此汤补肾益阴，益气除热，可缓解阴虚所致盗汗、自汗。

2.滋阴牡蛎汤，牡蛎50克，地骨皮、银柴胡各5克，生姜3片，红枣3个，一起来煮。地骨皮就是枸杞的根皮，它和银柴胡都是味甘性寒之物，能凉血降火、清退虚热；牡蛎清热、滋阴、补血，补中有清；生姜、红枣也都是补虚养血的圣品，这个汤最适合阴虚有热而发生盗汗的人服用。

此外，我还给这位女士开了几盒归脾丸，因为她盗汗已经好几年了，而且还时不时地感觉心悸气短，引起心血不足，用归脾丸调理一个月，症状就会有所改善。

这位女士回家后按照上面的方法治疗，大概两周后，她打来电话说，她的盗汗毛病已经很少犯了，现在精神也好了许多。

温馨提醒

无论是盗汗还是自汗，当你大汗淋漓后，千万不能用冷湿毛巾去擦，更不能马上洗澡，否则很可能会雪上加霜，让自己感冒的。

银耳红枣汤

【做法】银耳10克，红枣20枚，冰糖适量。将银耳泡发后去蒂，撕成小朵；红枣洗净去核。把银耳、红枣放入锅中，加适量清水，大火煮开后转小火炖煮，至银耳软糯，加入适量冰糖调味即可。

【功效】银耳滋阴润肺、养胃生津，红枣补中益气、养血安神，二者搭配对于阴虚盗汗有一定的缓解作用。

枸杞子百合羹

【做法】枸杞子30克，百合100克，鸡蛋2个，冰糖15克。枸杞子、百合同放入砂锅，加水适量，煮至百合酥烂，边搅拌边调入鸡蛋糊，煨煮成羹，加冰糖溶化即成，早晚2次分服。

【功效】滋养肝肾。主治更年期综合征，月经不调，头晕耳鸣，腰膝酸痛，五心烦热，烦躁易怒，盗汗，舌红苔少，脉细弦数。

三宝蛋黄粥

【做法】山药15克，薏苡仁30克，芡实15克，熟鸡蛋黄1个，糯米30克。先将山药、薏苡仁、芡实研末，与淘洗干净的糯米一同入锅，加水适量，用旺火烧开，再转用文火熬煮成稀粥，加入鸡蛋黄，混匀即成。日服1剂，温热食用。

【功效】健脾开胃，养心安神，敛汗止泻。

食疗加穴位按摩，阻止"自汗不止"

患者小档案

症状：自汗。

管用小偏方：

常吃些山药、红枣、豆制品等具有补益气血功效的食物，并且每天按摩阴郄穴、少海穴、后溪穴和复溜穴。

最近，老周常常无缘无故出一身大汗，他来诊所找我，一进门就问："我这是不是盗汗啊？"我让他讲述一下出汗的过程。他告诉我，大概从上周开始，他在家里坐着看电视，一会儿就感觉身体发虚、有些头晕，一会儿衣服都湿透了。接着，连续好几天都是这样，时不时出一身汗。他也没运动，也没喝热水，在家衣服穿得也不多。他问："大夫，我这是怎么了？是盗汗吗？"

我听后告诉他，这种情况看起来确实跟盗汗很像，都是莫名其妙地汗湿衣襟，但是这不是盗汗，而是自汗。"自汗"与"盗汗"的最大不同就在时间上。自汗是指人在清醒状态下，无特殊刺激就出汗且活动后加剧；盗汗是人在入睡后出汗，醒来即止。二者症状不同，秉性却差不多，盗汗属于气血两虚，自汗也是如此。金元四大名医之一的朱丹溪对"自汗"有过概括："自汗属气虚、血虚、湿、阳虚、痰。"

中医认为，自汗主要是因为肺气不足，导致体表防御外邪的能力降低，同时统摄精血汗液，防止其外泄的能力也相应减弱。我们只要补足了气血，汗自然也就跑不出去了。对付这种无缘无故地出汗，我通常是建议患者采用"食疗加穴位按摩"的方法来调理。

我给老周开了中药汤剂，但他说这几年吃了太多的药，闻到那个味就想吐，根本没法吃下去。我便让他使用"食疗加穴位按摩"的方法，隔三岔五地吃些山药、红枣、豆制品等具有补益气血功效的食物，并且每天做做按摩。中医认为，汗为心之液，出汗过多会对心阴造成损伤。补心最好是从心经入手。

具体做法： 首先在心经上找到阴郄穴和少海穴，然后各按揉80次，然后再按揉小肠经上的后溪穴和肾经上的复溜穴，每穴各80次，每天进行3次，对于治疗自汗、盗汗都有非常好的效果。

两个星期之后，老周再来复诊，自汗的情况已经消失得无影无踪了。

但需要注意的是，如果只是偶尔一两次出现自汗的情况，大可不必惊慌，因为有时可能就是因为精神紧张，或者过度劳累等，一般不需要特别治疗，只要调节好情绪即可。

不过，自汗和盗汗毕竟是内科疾病中较为常见的两种，很多时候它们不是单纯性地发作，而是其他疾病的表现症状，比如结

❶ 阴郄穴　在前臂掌侧，当尺侧腕屈肌腱的桡侧缘，腕横纹上0.5寸。

❷ 少海穴　屈肘，当肘横纹内侧端与肱骨内上髁连线的中点处。

❸ 后溪穴　在手掌尺侧，微握拳，当小指本节（第5指掌关节）后的远侧掌横纹头赤白肉际。

❹ 复溜穴　在小腿内侧，太溪直上2寸，跟腱的前方。

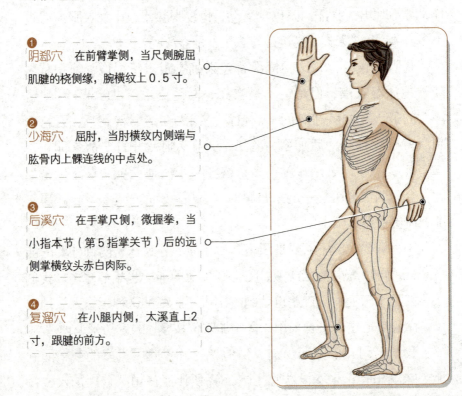

核病、自主神经功能紊乱等，都会出现自汗、盗汗症状，这个时候，就不能使用上述的方法调理，而是要积极治疗原发疾病。

此外，爱出虚汗的中老年人要注意饮食调理，多吃鸡、鸭、鱼、蛋、山药、扁豆、乌梅等食物，不吃生冷的瓜菜，少吃凉拌的菜肴；节制房事；多喝水，保持体内的正常液体量。

老中医推荐增效食疗方

枣仁粥

【做法】粳米100克，酸枣仁（炒）30～50克。将酸枣仁捣碎水煎浓汁；粳米洗净煮粥，半熟时，加入酸枣仁汁同煮片刻，晾温后即可食用。

【功效】有宁心养肝、安神止汗的作用。适用于老年性失眠、心悸怔忡、自汗盗汗等症。

黄芪粥

【做法】生黄芪30～60克，粳米100克，红糖、陈皮各适量。将黄芪浓煎后去渣取汁，粳米洗净与黄芪汁同煮成粥，煮熟后加入适量红糖、陈皮，再煮沸食用。

【功效】有补中益气、健脾养胃、消肿利水的作用。适用于中气不足、内伤劳倦、体虚自汗、慢性腹泻、慢性肾炎、慢性肝炎、疮疡溃烂久不收口、年老或体弱水肿等一切气血不足之病症。阴虚火旺、舌红脉数者忌食。

患了高血压，常喝玉米须苦丁茶

患者小档案

症状： 高血压常感到头晕、耳鸣、乏力、眼花、夜里还总失眠。

管用小偏方：

常喝玉米须苦丁茶，取苦丁茶2支，干玉米须7～8克，用开水冲泡，早晚当茶水来饮用。

　　老魏是一位事业有成的汽车销售商，由于工作原因，老魏经常忙于应酬客户，大鱼大肉抽烟喝酒不说，平时根本没有时间参加体育锻炼活动。令他心烦的是，近段日子老魏有点心慌意乱，于是走进了医院做了检查，检查结果出来以后，让他大吃一惊，他的血压竟达到165／105毫米汞柱，而正常人的血压为收缩压<140毫米汞柱，舒张压<90毫米汞柱，医生告诉老魏，你患上了继发性高血压，医生给他开了许多降压药，但老魏不想用药控制血压，于是便来诊所找我，看我这里有没有什么偏方可以帮他降脂降压的，我推荐他喝一段时间的玉米须苦丁茶作为辅助治疗。

　　具体做法： 取苦丁茶2支，干玉米须7～8克，用开水冲泡，早晚当茶水来饮用。高血压是一种常见病、多发病，对心、脑、肾等重要器官都会产生"连带"性损害。中医将它纳入"头痛""眩晕"等范围，认为是肝肾阴阳失调所致。苦丁茶清香有苦味，而后甘凉，具有清热消暑、明目益智、生津止渴、利尿强心、润喉止咳、降压减肥、抑癌防癌、抗衰老、活血脉等多种功效。玉米须味甘淡而性平，入肝、肾、膀胱经，有利尿消肿、平肝利胆的功效。主治急慢性肾炎、水肿、急性胆囊炎、胆道结石和高血压等。

　　此外，患上高血压的中老年朋友不要有太多的心理负担，要知道血压是可以控制的，要保持一颗平常心，切忌情绪急剧波动。除了坚持用药治疗外，可以经常煲一些补益身心的粥作为辅助调理，一次性锻炼不要过量，每周运动3～5次，每次20～60分钟，有利于调节血压。以慢跑、太极拳等非剧烈的有氧运动为主。在饮食方面要注意多喝水，少吃盐分重、高脂肪的食物，如不要过多地摄食动物油、熏肉、沙丁鱼罐头等；吃盐应控制在每天4～6克，增加富含钾、钙、维生素的蔬菜、水果及豆制品的摄食；适量吃些禽类及鱼类。

老魏服用了一段时间后，血压平稳了许多，而且戒掉了吃大鱼大肉的习惯，每次要与客户应酬时，老魏也会把他们带到茶馆里，这样既不影响谈生意，而且对身体也大有好处。

老中医推荐增效食疗方

凉拌芹菜海带

【做法】芹菜200克，海带100克，蒜、醋、生抽、香油、盐、鸡精各适量。芹菜洗净切段，海带泡发后切丝。二者分别焯水沥干。蒜切末，与醋、生抽、香油、盐、鸡精调成汁，倒入芹菜和海带拌匀。

【功效】芹菜性凉，能平肝清热、祛风利湿，可缓解肝阳上亢所致高血压。海带性寒，能软坚散结、利水消肿，助于调节体内水液代谢、化痰降浊以降血压、降血脂。

山楂荷叶粥

【做法】山楂30克、荷叶1张、大米100克、冰糖适量。将山楂洗净，去核切片；荷叶洗净，撕成小块。大米淘洗干净。先把荷叶放入锅中，加适量水，大火煮开后转小火煮15分钟左右，捞出荷叶。再将山楂、大米放入锅中，继续煮至大米熟烂成粥，加入适量冰糖调味。

【功效】山楂能消食化积、活血化瘀；荷叶能清暑化湿、升发清阳、凉血止血。本方有助于改善高血压引起的头晕等症状。

🏆 肉丝炒茼蒿

【做法】茼蒿(蒿子秆)400克，猪肉60克，高汤适量，盐、酱油、黄酒、葱、姜、水淀粉各适量。葱去根及干皮切成葱片；姜洗净，切成末；茼蒿洗净，切成3厘米长的段，入沸水焯一下，沥净水分；猪肉洗净，切成丝，用少许酱油、黄酒、水淀粉抓一下。锅内放植物油，油热后，下葱、姜煸出香味，下肉丝炒至变色，下酱油、盐、黄酒及少许高汤(或清水)翻炒几下，下茼蒿炒匀。入水淀粉勾薄芡即可出锅。

【功效】茼蒿所含的挥发油以及胆碱等物质，具有降血压、补脑等作用。高血压患者常食此菜甚宜。

🏆 姜汁菠菜

【做法】菠菜250克，姜汁、菜油、盐、白糖、醋各适量。菠菜洗净，入沸水锅烫一下，断生捞起，沥干，晾凉。将菠菜放入盘中，加姜汁、菜油、盐、白糖、醋拌匀即成。佐餐，常吃。

【功效】菠菜养血润燥，姜汁开胃进食。本菜具有养阴血而不害脾胃的特点。适用于高血压之头昏头痛、面红目眩、尿黄、心悸等。

低血压症，用高丽参治疗好得快

患者小档案

症状：低血压，头晕、头痛、食欲不振、疲劳、脸色苍白、消化不良、晕车船等，甚至会出现直立性眩晕、四肢冷、心悸、呼吸困难、共济失调、发音含糊、昏厥，需长期卧床。

管用小偏方：

用一点高丽参煮水喝，持续饮用半个月后，血压就能逐渐恢复正常了。

一直以来，老杜总认为自己的血压不会有什么问题，别人有高血压跟我毫不相干。因为他人瘦，而且血压有点偏低，但医生说没大事，只要注意营养就可以了，这么一来，老杜也不当回事了。可是前不久，老杜早晨起床时常出现精神疲惫、四肢乏力，坐起时感头晕，眼前发黑、心慌，需在床上躺半小时后症状略有减轻，平时有头晕、乏力，尤其午饭后嗜睡，精神无法集中。开始还没当回事，可一次空腹沐浴时差点晕倒，这可吓坏了他，赶紧去医院检查。医院检查也没有发现任何疾病，但一测血压80/50毫米汞柱，这才知道，自己患上了低血压。前阵子的不舒服症状，正是低血压的表现。

虽然没出什么事故，但老杜开始多疑起来，身体稍微有点不适就要叫儿子媳妇回家看他，折腾得孩子们也不得安生。老伴心疼孩子，说过老杜几次，可老杜气哼哼地说："难道等我真出事，他们才回来啊。"老伴没办法管了，于是便打听如何治疗低血压。后来，听别人说，我这里有一些小偏方，便来到了诊所。我给老杜推荐了高丽参这种药。

具体做法：每天用一点高丽参煮水喝，持续饮用半个月后，血压就能逐渐恢复正常了。

老中医推荐增效食疗方

🏆 肉桂桂枝茶

【做法】肉桂、桂枝、炙甘草各9克。开水泡，当茶饮，连服10～20天。

【功效】治低血压病。

🏆 西洋参炖肉

【做法】西洋参切片6克，茯苓片12克，麦冬15克，五味子6克，生姜3片，精瘦肉100～150克。先将药物放入砂锅内，加冷水浸泡20分钟后，武火煮沸入瘦肉，文火炖煮25～30分钟即可，加精盐和味精适量。日服1剂，分2次喝汤食肉，连进5～7剂。

【功效】补益心脾，温肾填精，治低血压。

🏆 参芪竹丝鸡汤

【做法】竹丝鸡1只，猪瘦肉150克，黄芪30克，党参30克，红枣（去核）10个，生姜3片。竹丝鸡去内脏，洗净，斩断；猪瘦肉洗净，一起放入沸水中焯一下，过冷水。红枣、黄芪、党参洗净；将全部用料放入锅内，加清水适量，武火煮沸后，再用文火煲2小时，调味供用。

【功效】补气养血。适用于低血压患者，治疗平素体虚贫血，缓解乏力体虚、形瘦气短、饮食减少、面色萎白等症状。

巧用天麻，赶走偏头痛的老毛病

患者小档案

症状：老年性眩晕。

管用小偏方：

1.将天麻研成细粉，每次服2克，每日2次，或煎水服。取天麻6～9克，加水一大碗，小火煎至半碗服用。第2次煎煮再加水大半碗，小火煎至半碗饮用。每天服2次，效果显著。

2.天麻15克，童子鸡1只。将鸡处理干净后，将天麻放入鸡腹中，炖约2小时，食肉饮汤，对偏头痛性眩晕症有特效。

一次，我参加了一项公益活动去南方送医送药，在长沙下了飞机，我们一行人便坐上了下乡的专车，一路上我看见道边种植了很多天麻。我还没来得及琢磨，就到了村庄里，我们支起了帐篷，开始给村民们看病。其中，有一位老大妈引起了我的注意，她刚进门的时候，就有点面色惨白，结果没多一会儿老大妈就站不住了，身边人就赶紧搀住她，并让她先看。我先给她测了血压，血压有些高，而且不稳定。我问老大妈这是怎么了，她告诉我说，自己原先就患有轻微眩晕症，再加上去年检查出自己患了高血压，眩晕的毛病就加重了，经常会感到左半边头痛。刚才眩晕又犯了，差点站不住。

后来，我让老大妈稍坐休息一下，我从村道边摘了一点天麻，让护工熬煮成汤，然后端给老大妈服用，她饮下后，顿时感到头痛症状有所缓解。她问我这是怎么回事，我告诉她，我给她服用了天麻汤剂。

天麻是一种珍贵的药用植物，性平味甘，具有镇静、镇痛、抗惊厥作用；能增加脑血流量，降低脑血管阻力，轻度收缩脑血管，增加冠状血管流量；能降低血压，减慢心率，对心肌缺血有保护作用；天麻多糖有免疫活性。

经现代医学研究证实，食用天麻对多种原因所致的中老年眩晕症有良效，同时对治疗老年人多发性的高血压、神经衰弱都有不错疗效。而且还可治疗小儿高热惊厥、肢体麻木不仁、偏头痛、眩晕、高血压、头晕失眠等症。

具体做法：

1.将天麻研成细粉，每次服2克，每日2次，但更多时候是煎水服。也就是取天麻6～9克，加水一大碗，小火煎至半碗服用。第2次煎煮再加水大半碗，小火煎至半碗饮用。每天服2次，效果显著。

2.若兼有头痛及眩晕，通常会用天麻15克、童子鸡1只进行炖服。将鸡处理干净后，将天麻放入鸡腹中，炖约2小时，食肉饮汤，对偏头痛性眩晕症有特效。

但需要注意的是，常服天麻会造成耐药性，因此，一般服用一段时间后，眩晕症状好转时，最好能停用。

老中医推荐增效食疗方

枸杞叶羊肾粥

【做法】枸杞叶250克，羊肉60克，羊肾1个，粳米60～100克，葱白2茎，盐适量。将羊肾剖开，去筋膜，洗净，切碎；羊肉洗净切碎，先煮枸杞叶，去渣取汁；用枸杞叶汁同羊肾、羊肉、粳米、葱白煮粥。粥成入盐调匀，稍煮即可。

【功效】温肾阳，益精血，补气血。枸杞叶补肾益精，养肝明目；肾温肾阳，补肾气，益精髓；羊肉温养气血，益肾补虚。三味同用，不仅甘美可口，可补虚，治疗肾虚型头痛。

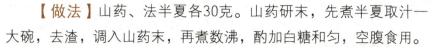半夏山药粥

【做法】山药、法半夏各30克。山药研末，先煮半夏取汁一大碗，去渣，调入山药末，再煮数沸，酌加白糖和匀，空腹食用。

【功效】半夏性温，能燥湿化痰、降胃止呕；同山药煮粥，燥润相济，尚可健脾助运。适宜头痛兼咳嗽、恶心呕吐者服用。

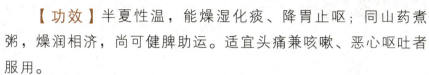

老中医推荐增效足浴方

夏枯草足浴方

【操作】夏枯草30克，钩藤、菊花各20克，桑叶15克，将以上各药煎水洗脚，每日1~2次，每次10~15分钟，10~15次为1个疗程。

【功效】平肝潜阳，疏风清热。

桑菊足浴方

【操作】桑叶、菊花、钩藤各10克，石决明15克。将上药加清水1000毫升，煮沸10分钟，去渣，将药液倒入盆内，待药液温度适宜时，将双足浸泡30分钟，每日1次，7日为1个疗程。

【功效】熄风定神。可治疗神经性眩晕。

生地桑寄生足浴方

【操作】生地、桑寄生各200克。将上药装入纱布包内，放入沸水盆中泡10分钟后，取出药包，温度适宜后把脚放入盆中浸泡20分钟，每日1次。

【功效】益气养血，熄风定神。可治疗气血亏虚眩晕。

治疗失眠，快用酸枣仁茶紫苏叶酒

患者小档案

症状：失眠多梦、心绪不宁。

管用小偏方：

1.酸枣仁茶。将20粒酸枣仁炒至半熟，用擀面杖研磨碾碎，每晚睡前用开水冲泡，加盖闷约10分钟，饮用一大杯即可。

2.紫苏叶酒。将紫苏叶500克洗净、阴干，放入30度的烧酒（约4000毫升）中，另添加冰糖约1000克，存放2个月后可启坛饮用。

最近，钱女士的女儿就要考大学了，这可把她忙坏了，不仅想着给孩子多补补营养，还总是督促她认真复习。如果孩子挑灯夜战，当妈的也不闲着，赶紧给孩子做好宵夜，让孩子有精力读书，总想着只要孩子能顺利考上大学，自己也能轻松下来了，但结果却不是她想的那样。也许是精神过度紧张，虽然女儿高考结束了，但钱女士的心却始终平静不下来，经常半夜醒来就再也睡不着了，脑子里会不自主地去想事，一点困意都没有，到了白天就会头痛、发沉、健忘、食欲不振，有时还会有心烦、喘不上气来的感觉。她感觉自己可能患上了失眠，于是便来到我的诊所。

我听她讲述了自己症状后，帮她测了一下血压、号了脉，血压还算平稳，波动不大，但脉象有些杂乱，心绪不宁、手足发冷、有汗。我建议她用酸枣仁和紫苏两种中草药调理，她一听要吃中药，赶紧摇头，中药太苦了，我受不了，有没有什么食疗方可以治疗的。我想了想，问她："你平时饮酒吗？或是喝茶吗？"她说："茶常喝，但饮酒很少。"我告诉她，如果不想吃中药汤剂的话，可以泡一点药酒，或喝点中草药茶，可活血通络，而且对治疗失眠效果较好。我推荐她用紫苏叶泡药酒、用酸枣仁泡茶。

具体做法：

1.酸枣仁茶。将20粒酸枣仁炒至半熟，用擀面杖研磨碾碎，每晚睡前用开水冲泡，加盖闷约10分钟，饮用一大杯即可。酸枣仁就是酸枣的种子，秋季枣子成熟时采收，将枣子果实浸泡一宿，搓去果肉，捞出，用石碾碾碎果核，取出种子，晒干。果仁味微酸，以粒大饱满、外皮紫红色、无核壳者为佳。酸枣仁能养肝、宁心安神、敛汗，具有镇静、催眠的作用。但需要注意的是，炒的时间过长，会破坏其有效成分，所以，炒时要用小火，微黄时即可取出。

2.紫苏叶酒。将紫苏叶500克洗净、阴干，放入30度的烧酒（约4000毫升）中，另添加冰糖约1000克，存放2个月后可启坛饮用。紫苏为一年生草本，在我国中药历史上已有2000多年的医药用史。它具有活性物质及营养成分，喝紫苏酒治疗失眠，除了紫苏具有镇静作用外，还具有诱眠作用。

钱女士听后，回家试用，结果第三天就给我打来电话说，这几天才刚用酸枣仁，睡眠就好了很多，连续两天晚上睡觉还算安稳。我嘱咐她要继续服用，可以先把紫苏酒泡上，等泡好了，每天用一点，对治疗失眠是非常有效的。

老中医推荐增效食疗方

桂圆肉西洋参

【做法】桂圆肉30克，西洋参6克，白糖10克。将三物放入带盖的碗中，置锅内隔水反复蒸至呈膏状。

【功效】桂圆肉甘温，补脾安神；西洋参苦甘凉，益气养阴生津。二品相合，对心脾气血亏虚而致心悸、不寐、健忘者，疗效颇佳。

🥣 枣仁百合汤

【做法】生枣仁、熟枣仁各15克，百合30克。先将枣仁加适量水煎片刻去渣，再加入百合煎煮至熟即可。食百合，饮汤。

【功效】镇静安神，清心养血。主治失眠。

🥣 酸枣竹灯心粥

【做法】酸枣仁、玉竹各20克，灯心草6克，糯米200克。先将酸枣仁、玉竹、灯心草用清洁纱布包扎，放入锅中，与糯米同煮成粥，捞出纱布包，即可食粥。

【功效】枣仁养心安神；玉竹滋阴养液；灯心草清心火；糯米养阴益气，和中健胃。四品共煮成粥，有养阴清火、安神镇静之功效。

老中医推荐增效足浴方

🥣 二花荷叶足浴方

【操作】红花、花椒、荷叶心各15克。将上药择净，置温热浴水中浸泡10~15分钟后足浴，冷后可再续热水足浴，每次10~15分钟，每晚1次，每次1剂，连续5~7天。

【功效】宁心安神。适用于失眠多梦、心悸不宁。

🥣 蝉蜕安神足浴方

【操作】蝉蜕5克，将蝉蜕煎成汁，1500毫升的清水煮沸10分钟，与药汁一同倒入浴盆中，适温后浸泡双脚30分钟，每日浸泡1~2次，10天为1个疗程。

【功效】散热定痉，抗惊镇静。主治失眠等症。

红枣食疗，患上贫血不用愁

患者小档案

症状：贫血感到头昏、眼花、面色苍白、身体消瘦、指甲变平变凹易脆裂、月经失调。

管用小偏方：

1.黑木耳30克，红枣20枚。将黑木耳洗净，红枣去核，加水适量，煮30分钟左右。每日早、晚餐后各1次。

2.大枣、荔枝干各7枚，水煎服用，每天1剂，分2次服用。

3.红枣10枚，鱼鳔、当归各10克，水煎服用，每天2次。

艾老师是我的一位患者，她年轻时身体很健壮，但由于产后大出血，她患上了贫血，虽然不影响工作，但常常会耳鸣、气短、心悸，夜寐不安、疲乏无力、注意力不集中、食欲不佳等不适。她也去医院咨询过医生，该如何治疗贫血，医生给她开了很多补血养血的中成药，但艾老师总感觉吃药麻烦，吃一段时间就不吃了，贫血也一直没有治好。后来，听她的一位好友说我这里有很多小偏方，于是便抱着试一试的态度来到了诊所。

我了解艾老师的情况后，告诉她，贫血是指单位容积血液内红细胞数和血红蛋白量低于正常的病理状态，多由于营养不良、长期小量出血或突发意外大出血等情况引起。但是如果多注意调养，是可以治好的。中医认为，治疗贫血既要增加营养及补血，又要重视补气，因为气能生血。严重的必须从补肾着手，因为肾中精华能化生成血。因此，我推荐她用红枣黑木耳汤调理。

具体做法：黑木耳30克，红枣20枚。将黑木耳洗净，红枣去核，加水适量，煮30分钟左右。每日早、晚餐后各1次。

此外，用大枣、荔枝干各7枚，水煎服用，每天1剂，分2次服用。能大补气血，对于失血性贫血症有效。或者用红枣10枚、鱼鳔、当归各10克，水煎服用，每日2次，亦能大补气血，对于再生障碍性贫血症有效。

红枣，又名大枣，红枣味甘性温，入脾、胃经，含有蛋白质、脂肪、糖、钙、磷、铁、镁及丰富的维生素A、维生素C、维生素B₁、维生素B₂及胡萝卜素等，营养十分丰富，具有补中益气、养血安神的作用，是很好的营养佳品，同时红枣物美价廉，我们应该多加食用才是。现代药理研究发现，红枣能使血中含氧量增强，滋养全身细胞，是一种药效缓和的强壮剂。

黑木耳是著名的山珍，可食、可药、可补，中国老百姓餐桌上久食不厌，有"素中之荤"之美誉，被世界称为"中餐中的黑色瑰宝"。它含铁量极为丰富，常吃能养血驻颜，令人肌肤红润，容光焕发，防治缺铁性贫血。含有维生素K，能维持体内凝血因子的正常水平，防止出血。此外，黑木耳还能减少血液凝块，预防血栓等病的发生，有防治动脉粥样硬化和冠心病的作用。它含有抗肿瘤活性物质，能增强机体免疫力，经常食用可防癌抗癌。

老中医推荐增效食疗方

首乌红枣鸡蛋汤

【做法】何首乌20克，红枣12枚，鸡蛋2个。鸡蛋煮熟，去壳；何首乌与红枣分别洗净；将全部用料一起放入锅中，加清水适量，大火煮沸，转小火煮30分钟，调味即可。随量饮用，也可调入蜜糖服用。

【功效】补养肝血。治疗贫血，缓解头晕目眩、心悸失眠、面色无华、唇甲淡白等症状。

🍵 莲藕牛腩汤

【做法】牛腩600克，莲藕500克，红豆15克，生姜4片，蜜枣2个。牛腩洗净，切大块，去肥油，放沸水里焯一下，取出在冷水里漂洗干净，沥干水。莲藕洗净，刮皮去节，拍成大块；红豆、生姜、蜜枣洗净，与牛腩一起放入锅中，加清水，大火煮沸后，转小火煲约3小时，调味供用。

【功效】健脾开胃，益气补血。治疗贫血导致气血不足，症见面色萎黄、神疲气短、头晕眼花、四肢乏力、饮食减少、舌淡苔白、脉虚弱或产后虚羸、营养不良属气血不足者。

🍵 参归银鲳汤

【做法】鲳鱼500克，党参30克，当归15克，生姜3片，植物油适量。鲳鱼去鳞、鳃、内脏，洗净，切块；党参、当归洗净；锅烧热加油，下姜片和鱼块，将鱼煎至微黄，加清水适量，放入党参和当归，大火煮沸后，转小火煲1小时，调味供用。

【功效】健脾开胃，益气补血。治疗脾胃虚弱、气血不足引起的贫血，症见面色苍白，神疲乏力，饮食减少，头晕心悸，形瘦气短，舌淡脉虚。

心慌、头晕，按摩劳宫穴

患者小档案

症状：心慌、头晕伴有心烦、失眠、食欲不佳。

管用小偏方：

1.按揉劳宫穴，按摩时，取一个钝一点的硬物，如筷子、笔头等，刺激劳宫穴10分钟即可，但注意不要伤到手。

2.黄芪10克，大米100克，冰糖少许。将黄芪择净，切成薄片，用冷水浸泡30分钟，然后用水煎后，将汁液与大米同煮成粥即成，每日1剂。

炎炎夏日，常会让人感到胸闷，喘不上气，有时还心慌，头晕，这不今天刚上班便有位40来岁的大姐来看病。神情忧虑，说这段时间心情很烦躁，睡不好觉，吃不下饭，胸口发闷。去医院做心电图，说是心肌缺血。

我给她诊断了诊断，舌淡苔白，脉细缓，很典型的心脾两虚症状。《黄帝内经》中说："心痹者，脉不通，烦则心下鼓，暴上气而喘，嗌干善噫，厥气上则恐。"意思是说，心痹的人，血脉不通，容易心烦，气喘，咽喉干燥。中医没有明确的"心悸"一说，但这里的心痹与心悸症状大同小异。引起心痹的原因有很多，但最重要的一点还是离不开心，心情郁闷，心失所养，心气不足，都会导致心痹。

这位大姐是一名教师，几十年来呕心沥血，诲人不倦，难免心失所养，积下一身的疾患。现在到了更年期，气血大调整，气血的不足就会非常明显地显现出来，表现出各种疾病症状。其实，所有的问题都是以前积累下来的，并非一朝一夕之功。再加上学生们面临高考，心情紧张，思虑过多，出现失眠、心烦意乱等情况就太正常不过了。

女性心悸、心烦总的来说是阴血缺失，心火上炎所致，所以在治疗上一定要补充心血、清泻火热、开窍醒神，而劳宫穴就囊括了这三项功能，可以说是铁人三项的全能冠军。

具体做法： 找到穴位，劳宫穴在手心，位置很好找，将手握拳，中指尖所指向的位置就是了。按摩时，取一个钝一点的硬物，如筷子、笔头等，刺激劳宫穴10分钟即可，但注意不要伤到手。一般选择晚上19~21点心包经当值时段效果较好，当然其他时间也可以。症状轻

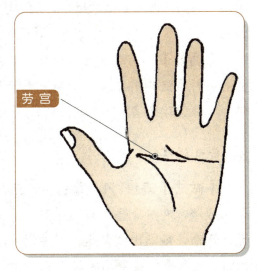

劳宫

的患者，坚持按摩这个穴位两个月就可以见到效果。

但像这样用脑过度、工作劳累、脾气虚弱的女性，需增加补气健脾的食疗搭配调养，如黄芪粥。

具体做法：

取黄芪10克，大米100克，冰糖少许。将黄芪择净，切成薄片，用冷水浸泡30分钟，然后用水煎后，将汁液与大米同煮成粥即成，每日1剂。

黄芪里含有的黄芪总黄酮成分有抗心律失常的作用，它还能增加心肌营养，起到强心效果。因此，不论从中医还是西医理论来说，这个简单易行的小偏方都是很适合的。黄芪除了能治心律失常外，还有提高免疫力的作用。此外，黄芪的抑制衰老和强健身体的功能也得到了科学研究的证实。

老中医推荐增效食疗方

首乌当归饮

【做法】何首乌9克，当归6克，酸枣仁6克，白糖适量。将何首乌、当归、酸枣仁同放锅中，加适量的水；将锅置大火上，待煮沸后改小火煮20分钟，可离火，将汁倒入碗中，加白糖饮用。

【功效】何首乌又称制首乌，味苦、甘、涩，性温，有养血益肝、补肾滋阴的作用。适用于更年期心悸失眠、头晕耳鸣、潮热、腰膝酸软患者。

紫包滑蛋

【做法】鸡蛋3只，紫包菜50克，精盐、味精各适量。紫包菜切成丝，冲洗干净；鸡蛋打散；起油锅，下紫包菜，放少许精盐、味精，炒熟出锅装盘；起油锅，放蛋液、精盐、味精同炒至滑嫩，放入紫包菜中间即可。

【功效】健脾益气，滋补肝肾，清热解毒。适用于更年期有心情烦躁、心悸、潮热等症状者食用。

参枣蒸白鸭

【做法】白鸭500克，人参3克，大枣50克，白果75克，莲子10克，料酒、酱油各少许。将莲子去心，人参切片、烘脆、研末，白果剥壳、去心，枣去核，白鸭褪毛、去内脏、洗净；把莲子、白果、枣肉、人参末均拌匀后塞入鸭腹内，用酱油、料酒在鸭皮上擦抹，然后将鸭子放在搪瓷器皿或陶制容器内，上笼旺火蒸3小时至酥烂即可。

【功效】补气养血，健脾和胃。适用于更年期神疲乏力、头晕眼花、腹泻或大便稀薄、心悸、面色苍白等症，亦可作为病后体弱、营养不良、贫血、糖尿病等慢性病患者之日常膳食。

常饮乌梅汤，消除脂肪肝的小妙招

症状：脂肪肝，常感到头晕、耳鸣、乏力、眼花、夜晚失眠。

管用小偏方：

1.每天吃几颗乌梅。

2.将一小把乌梅加入水中，小火煮40分钟后，加入桂花、白糖，晾凉后即成。

刘师傅是我的一位患者，身体较胖，满脸红光，高高的啤酒肚，让人一看就不像是技工出身，可实际上刘师傅是一流的机床厂工人，年轻时是一把好手，但后来由于国企改制，刘师傅被调到厂长身边当顾问，当然也因为他能喝几两，厂长每回外出洽谈生意，都会让他作陪应酬，结果这成天大吃大喝的，人不仅变胖了，还有了啤酒肚，加上没有时间锻炼身体，刘师傅不到50岁，便在一次体检中被告知自己患上了脂肪肝，人常感到头晕、耳鸣、乏力、眼花，而且夜晚还容易失眠。原本好好的身体被自己糟践得不成样，刘师傅心里后悔不已，但也没办法，都是为了生计，于是只好坚持服药控制病情，直至熬到55岁，便选择病退，回家休养。但这成年的吃药，也不是什么好事，生怕自己还会患上其他什么病症，于是便想能不能通过偏方、食疗或什么方法来治疗脂肪肝。

经多方打听，得知我这儿有很多治疗疾病的偏方，抱着试一试的态度，来到了诊所。开始时，刘师傅显得有些拘束，不愿意讲述自己外出应酬，吃坏身体的事，但后来我对他说："隐瞒病情，对治病可没好处。"他这才坦诚地告知我一切。

了解情况后，我对刘师傅说："别着急，只要有信心，病情治愈的可能性还是很大的。"我让刘师傅坚持用药，但在用药的同时，还可以每天吃几颗乌梅，或自制好喝的桂花乌梅汁饮用。

具体做法：

将一小把乌梅放入水中，小火煮40分钟后，加入桂花、白糖，晾凉后即成。此品不仅可以解暑，滋养肝脏，帮助脾胃消化，烦躁时多喝，还有生津降火、保持心境平和的效果。

乌梅，别名酸梅、干枝梅，具有气味芬芳、口感酸甜的特点，归肝、脾、肺、大肠经。中医学认为，乌梅"酸入肝而养筋，肝得所养，则骨正筋柔，机关通利而前证除矣"。《本草经疏》说："梅实，即今之乌梅也，最酸。"从现代医学的角度来看，"血液碱性者长寿"，乌梅是碱性食品，因为它含有大量有机酸，经肠壁吸收后会很快转变成碱性物质。此外，乌梅含有丰富的维生素B_2、钾、镁、锰、磷等有益成分，有改善肝脏功能的作用，故肝病患者宜常食之。

嘱咐完刘师傅后，他便离开了。再次见到刘师傅是他拿着病情好转的检查报告来找我，我看过后，很高兴，他告诉我，身体比以前强壮了很多，而且自从吃了乌梅，便喜欢上了，现在如果哪天没乌梅，就像缺少点生活的调味剂似的，我俩相视一笑。

老中医推荐增效经穴方

【操作】

用拇指指腹按揉阳陵泉穴（位于小腿外侧，当腓骨头前下方凹陷处）约100次，以有酸胀感为宜。再用拇指指腹按揉中脘穴（位于脐上4寸，胸骨下端至脐连线之中点处）约100次，每日2次强烈刺激，重重按压，长期坚持，必有奇效。

此外，还可用拇指、食指相对分别按压内关、外关穴位，用力均匀，持续5分钟，使局部有酸重感。如果能配合太极、跑步等运动效果更好。

【功效】具有健脾益气、消食和胃的功效。阳陵泉和中脘穴在临床上就被用来作为脂肪肝治疗的要穴，效果明显。

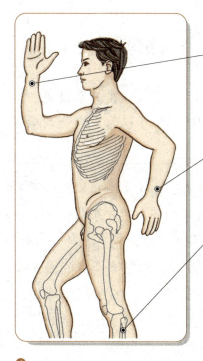

❶ 内关穴 在前臂掌侧，当曲泽与大陵的连线上，腕横纹上2寸，掌长肌腱与桡侧腕屈肌腱之间。

❷ 外关穴 在前臂背侧，当阳池与肘尖的连线上，腕背横纹上2寸，尺骨与桡骨之间。

❸ 阳陵泉穴 位于小腿外侧，当腓骨头前下方凹陷处。

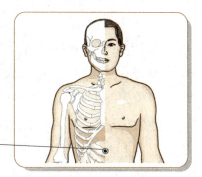

❹ 中脘穴 位于脐上4寸，胸骨下端至脐连线之中点处。

甘草泡茶，有效防治肝硬化

患者小档案

症状：肝硬化早期，肝脏不适，伴有隐痛、疲惫、厌食等症状。

管用小偏方：甘草20克，兑水1升左右，用开水浸泡，代茶频饮。加班劳累时、喝酒应酬前都可以饮用，一周喝上几次。

老李是一位事业有成的汽车销售商，出去应酬自然是少不了的事。时间长了，老李发现自己很容易疲乏，去年单位体检，发现他的肝功能指标明显升高，有肝硬化的征兆。

肝硬化是一种常见的由多种原因引起而影响全身的慢性疾病。其病理特点为肝细胞变性、坏死与再生，纤维组织增生，使肝脏逐渐变形、变硬，故名肝硬化。本病属于中医学的"症瘕""积聚""痞块""臌胀""单腹胀"等范畴。

肝硬化以20～50岁男性多见，发病多与病毒性肝炎、嗜酒、某些寄生虫感染有关。按病因分类，肝硬化可分为以下几类：肝炎后肝硬化、血吸虫病肝硬化、酒精性肝硬化、胆汁性肝硬化、循环障碍性肝硬化，代谢障碍性肝硬化以及原因不明的肝硬化等。

据临床研究发现，在肝硬化的病例中，有肝炎或黄疸病史者占4%～12%，在非血吸虫病流行地区，传染性肝炎是形成肝硬化的主要原因。

肝硬化患者常有肝区不适、疼痛、全身虚弱、厌食、倦怠和体重减轻，也可以多年没有症状。若胆流受阻可出现黄疸、瘙痒、黄斑瘤。营养不良常继发于厌食、脂肪吸收不良和脂溶性维生素缺乏。门静脉高压引起食管胃底静脉曲张导致消化道出血是其常见症状之一。肝硬化患者肝脏肿大且质地较硬，可引发肝掌、蜘蛛痣、腹壁静脉曲张、肝腹水。

得知这个结果后，老李四处打听这个病，当听说肝硬化晚期会出现消化道出血、肝性脑病、继发感染等严重并发症，让人痛不欲生时，心中十分恐慌，找到我寻求良方。

我先仔细查看了他的眼底，切了脉象，发现他并无其他大碍。这才放心给他推荐一则偏方：喝甘草茶。

具体做法：

取甘草20克，兑水1升左右，用开水浸泡，代茶频饮。

甘草里含有甘草酸等有效成分，有保肝作用，并通过改变细胞膜通透性阻止病毒进入肝细胞，达到抗病毒的作用。此外，它还能集中附着在肝细胞内抑制乙肝病毒，因此在乙肝的治疗中具有比较好的效果。加班劳累时、喝酒应酬前都可以饮用此茶，一周喝上几次，既能当作日常解暑的饮料，也能养肝护肝，一举两得。

只是事有利弊，过犹不及，如果长期服用甘草，可能会导致血压升高和身体水肿，所以，对于高血压、肾功能损害的患者，这个偏方要慎用才行。

老中医推荐增效经穴方

【操作】

1.取穴

背部：大椎穴、心俞穴、肝俞穴、胆俞穴、脾俞穴、肾俞穴。

上肢部：内关穴、合谷穴。

下肢部：足三里穴、阴陵泉穴、三阴交穴、行间穴。

2.用经络全息刮痧板和刮痧油自上而下先刮拭督脉，再刮拭足太阳膀胱经，并于肝俞穴、脾俞穴、膀胱俞穴、水分穴、气海穴、阴陵泉穴、三阴交穴、太冲穴位行重点按揉，每次刮拭10～15分钟，每周1次，8周为1个疗程。

【功效】养肝护肝，消痞软坚，辅助治疗肝硬化。

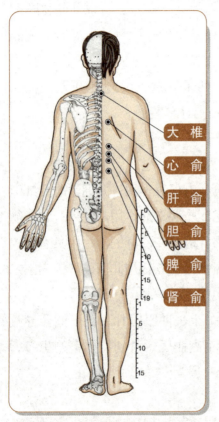

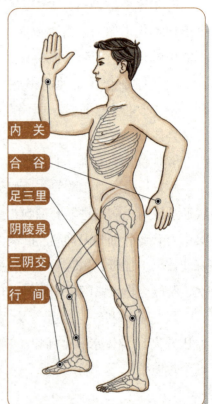

大椎
心俞
肝俞
胆俞
脾俞
肾俞

内关
合谷
足三里
阴陵泉
三阴交
行间

中药内服外用，轻松治好痔疮

患者小档案

症状：痔疮，伴有便血、脱肛，患处又痒又疼。

管用小偏方：

1.生黄芪9～12克，地龙6克。将生黄芪煮水，三碗水煮成两碗，将地龙碾成粉末或者剁成粉末，一同服用。半个小时后，可吃一颗槐角丸加以辅助，治疗效果更佳。

2.热水浴。取水菖蒲根200克，加水2000毫升，煎沸后10分钟去渣取汁，先熏后坐浴10～20分钟。每天2次，连洗1～3天，病情即可得到缓解。

俗话说"十人九痔"，刘女士就是其中之一。自从7年前刘女士生完小孩儿后就发现肛门有肿物脱出，偶尔还会滴血。医生说那是痔疮，于是她便在药店里买了痔疮药膏涂抹，刚开始症状有点缓解，可反反复复，病情越来越严重。如厕时有撕裂般的疼，肛门周围时常又热又痒，上班时只好趁同事不注意，在办公椅上擦蹭解痒。烦恼不堪，心情也变得逐渐暴躁易怒，回到家经常因为一点小事就与老公吵架，老公对此也是避之不及。痔疮发作严重时，身上还有一股味儿，非常难闻，老公虽然嘴上不说，但实际对其已日渐冷淡。虽然她也想过做手术治疗，但去了几家医院都是男大夫接诊，让她感觉很尴尬，而且考虑到手术的复发率和不良反应还是忍了，几经周折来到我这里。

简单来说，痔疮是在肛门或肛门附近因为压力而伸出隆起的正常血管，类似腿部的静脉曲张。形成的原因就是因为不正当的动作（比如上厕所看书报、久站久坐、饮食生活没有规律）而引起的肛门盲肠内瘀血。由于痔的发生部位不同，可分内痔、外痔和混合痔。内痔生于肛门齿线以上，外痔位于齿线以下，混合痔是指痔上静脉丛与痔下静脉丛吻合相通，在同一部位内外痔同时存在。

一般外部涂抹药物治疗，只能治标不能治本。我让她试试以下两个小偏方。

具体做法：

1.取生黄芪9～12克，地龙6克。将生黄芪煮水，三碗水煮成两碗，将地龙碾成粉末或者剁成粉末，一同服用。半个小时后，可吃一颗槐角丸加以辅助，效果会更好。这些材料在一般中药店都能买到，每天睡前喝一次，连续喝三天，一天即可见效，一周内明显减轻。

2.热水浴也是祛除体内毒素的好方法。浴前水中加一些生姜或中药祛毒汤，或万分之二的高锰酸钾液等，能除痔核附近的污垢，有效预防其产生炎症，还能促进血液循环，排出身体深处的毒素，抑制血栓的形成。

取水菖蒲根200克（鲜者加倍），加水2000毫升，煎沸后10分钟去渣取汁，取药渣先熏后坐浴10～20分钟。坐浴时取1小块药棉，来回擦洗肛门，洗完后药液可保留，下次煮开消毒后可重复使用。每天2次，连洗1～3天，此方一直用于痔疮的临床治疗，效果很好。

老中医推荐增效食疗方

🏅 银耳红枣汤

【做法】银耳100克，红枣50克。先将银耳冷水胀发洗净，与红枣一同文火煨烂，分次服用，每日2次。

【功效】滋阴生津，益气止血。主治内痔出血属虚证，伴有气短、乏力者。

马齿苋鱼腥草

【做法】鲜马齿苋、鲜鱼腥草各250克，麻油、酱油、味精、醋、白糖各适量。鲜马齿苋、鲜鱼腥草同入沸水中稍焯，捞出待凉，放入作料拌匀，分顿佐餐。

【功效】清热解毒，散血消肿。马齿苋清热解毒，散血消肿；鱼腥草清热解毒。两者配合，可增强其清热解毒之功，适用于实热痔疮患者。

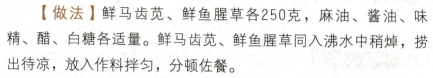

老中医推荐增效足浴方

生地黄地榆足浴方

【操作】生地黄20克，地榆炭、当归炭各15克，侧柏炭30克。将上药同入锅中，加水适量，煎煮30分钟，去渣取汁，与3000毫升开水同入泡足桶中，先熏蒸，后泡足。每次30分钟。每晚1次，5天为1个疗程。

【功效】清热，凉血，止血。治疗痔疮便血。

苍术黄柏足浴方

【操作】苍术30克，黄柏20克，蒲公英50克。将上药同入锅中，加水适量，煎煮30分钟，去渣取汁，与3000毫升开水同入泡足桶中，先熏蒸，后泡足。每次30分钟。每晚1次，5天为1个疗程。

【功效】清热解毒，凉血活血。缓解痔疮引起的肛门肿痛。

乳腺增生，简便刮痧除病痛

患者小档案

症状：乳腺增生。

管用小偏方：

刮拭肩胛，刮拭与乳房同水平段的脊柱和两侧的背肌，在刮拭时应注意寻找压痛点，对它们进行重点刮拭，一旦疼痛区域出痧，或者疼痛减轻，结节变软缩小后，乳腺增生便可望缩小，乳房胀痛的症状也会随之减轻或消失。

许女士几个月前洗澡时，发现乳房上有肿块，心里感觉不是什么好事，也没有心情安心工作，于是便请假去医院检查，检查后，被诊断为乳腺增生症。从得知这个诊断结果起，她就经常惴惴不安，异常紧张，生怕肿块以后变成乳腺癌。这让她更加失魂落魄，日常生活和工作变得一团糟。身边的人看她每日在担忧中度过，真担心某天她的健康防线被摧毁，禁不住发问：乳腺增生真这么可怕吗？

乳腺增生既非炎症，也非肿瘤，它是指乳腺上皮和纤维组织增生，乳腺组织导管和乳小叶在结构上的退行性病变及进行性结缔组织的生长。近年来，患上乳腺增生的女性不在少数，发病率呈逐年上升的趋势，而且年龄也越来越年轻化。

其实，乳腺增生不是一天两天就能患上的，它是一种慢性疾病，大多数女性患上此病，多是由于一些不良的生活习惯慢慢积累，而使乳腺血液循环不畅、身体激素不稳定，最终才导致乳房出现不良的反应，疾病发生。

中医学认为，乳腺增生主要与肝、肾、胃三经有关，其中肝经行于乳房的外侧，肾经行于乳房的内侧。而肾主生殖发育，肝主疏泄，且经络循环于乳房。无论是经络调理还是服药调治，都主要指向肝、肾两脏或两经。因此，我推荐她常通过疏通经络的方法来防治乳腺增生。

具体做法：刮拭与乳房同水平段的脊柱和两侧的背肌，也就是通常所说的肩胛部位。为了取得理想的效果，在刮拭时应注意寻找压痛点，对它们进行重点刮拭，一旦疼痛区域出痧，或者疼痛减轻，结节变软缩小后，乳腺增生便可望缩小，乳房胀痛的症状也会随之减轻或消失。

刮痧治疗时，需要注意的是，室内需保暖，必须注意避免风口，只要刮至毛孔张开即可，不一定强求出痧。刮拭结束后，最好饮1杯温开水（最好为淡盐水），并休息15～20分钟，并且30分钟内不宜洗凉水澡。

此外，在经前7天每天服用加味逍遥丸，并配合应用一些鹿角胶之类的"补气药"，可行血中之气，治疗乳腺疾病效果也比较好。

老中医推荐增效食疗方

🏅 萝卜拌海蜇皮

【做法】白萝卜200克，海蜇皮100克，精盐、植物油各适量，白糖、葱花、麻油各少许。将白萝卜洗净，切成细丝，用精盐拌透；再将海蜇皮切成丝，先用凉水冲洗，再用冷水漂清，挤干，与萝卜丝一起放碗内拌匀。炒锅上火，下植物油烧至七成热，放入葱花爆香，趁热倒入碗内，加白糖、麻油拌匀即成，佐餐食用。

【功效】可缓解乳腺增生引起的胸闷、心烦、乏力。

🌿 海带煮豆腐

【做法】豆腐1块，海带2～3尺许，盐、鸡精、食醋各少许。将海带切段，豆腐切块，一同煮熟，放入盐、鸡精、食醋调味，即可盛出，饮汤食菜。

【功效】海带对乳腺疾病有较好的治愈效果，因此，患有乳腺增生的患者应常吃。

🍵 天合红枣茶

【做法】天门冬15克，合欢花8克，红枣5枚，蜂蜜少许。将天门冬、合欢花、红枣一同放入茶壶中，以沸水冲泡，加盖闷约15分钟，滤出茶汤，加蜂蜜调味，即可频饮。

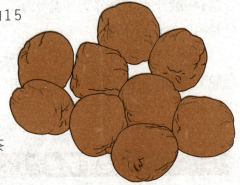

【功效】此茶可开郁理气，乳腺增生患者感到胸闷时，可每日一剂，泡茶频饮，有助于缓解。

豆腐配豆苗，中老年减肥的佳肴

患者小档案

症状：肥胖，体态臃肿。

管用小偏方：

将豆腐、豌豆苗各500克，盐、醋、蒜末各少许。将水煮沸后，把豆腐切块下锅，亦可先用菜油煎豆腐一面至黄，再加水煮沸后，下豆苗，烫熟即起锅（切勿久煮），捞出后，加入蒜末、盐、醋拌匀，搭配主食食用。

大明是我的老同学，一天，他气呼呼地来到我的诊所，见了我就问："你说这年纪都那么大了，还想着减肥，真不知道我爸是怎么想的。"我听着有些丈二和尚摸不着头脑，只好先沏杯凉茶给他，然后再让他慢慢说。他说他爸爸最近总想着减肥，每天只吃素菜不吃肉，而且晚饭也不吃了，准备节食减肥。他担心老人身体出问题，于是劝阻老人不要减肥，结果倒被老人数落了一顿，心里有气，干脆也不听了，气呼呼地来找我，让我给评评理。

我听后就乐了，这也至于生气，我让他一会儿不生气了，回家好好问问他爸最近的体检结果。他这才反应过来，是不是老人身体出问题了，所以才想减肥，立马不生气了，骑着车就回家了。到家一问，他才知道老爷子身体检查：偏胖、血管内脂肪过多，血压不稳定。医生建议回家后，饮食要清淡，适当减肥降脂，否则有患上高血压、高脂血症等慢性疾病的可能。他这一看，才知道错怪了老人，赶忙给老人赔不是，说一定配合老人减肥，还让老人来我诊所看看有没有什么偏方能安全减肥。

一般来说，肥胖者为标实本虚，表面形体壮实，而实际为正气不足。中医学认为，人到老年身体机能由盛转衰，活动减少，各脏腑功能减弱，代谢功能降低，加之生活安逸，好坐好静，气血流行缓慢，脾胃消化减弱，水谷精微失于输化为膏脂和水湿积于肌肤，导致肥胖。我给大明爸爸推荐了一个食疗偏方——豆腐拌豆苗。

具体做法：将豆腐、豌豆苗各500克，盐、醋、蒜末各少许。将水煮沸后，把豆腐切块下锅，亦可先用菜油煎豆腐一面至黄，再加水煮沸后，下豆苗，烫熟即起锅（切勿久煮），捞出后，加入蒜末、盐、醋拌匀，即可搭配主食食用。每天食用一次，可通便降脂、减肥轻身。特别适合大明爸爸这样的中老年肥胖者。

我嘱咐大明，老人脾胃虚，最好能正常吃饭，节食减肥不可取，此外，让老人多锻炼，促进身体的新陈代谢。大明点点头，陪着回家了。

老中医推荐增效食疗方

🏅 赤豆粥

【做法】赤小豆30克，粳米50克。将赤小豆、粳米洗净，入锅，加清水煮至粥成。每日早晚食粥。

【功效】气血双补，滋阴暖肝，降脂减肥，适合治疗老年肥胖。

🏅 凉拌豆芽

【做法】绿豆芽50克，米醋、盐、生姜末各适量。将绿豆芽择洗干净，入开水锅内焯一下，捞出装盘，加米醋、食盐、生姜末拌匀，即可食用。

【功效】减肥轻身，降脂减肥，适合治疗老年肥胖。

双菇凉瓜丝

【做法】苦瓜150克，香菇、金针菇各100克，酱油、姜、糖、香油各适量。将苦瓜切成细丝，姜片切成细丝，香菇浸软切丝，金针菇切去尾端洗净，油爆姜丝后，加入苦瓜丝、香菇丝及盐，同炒片刻；将金针菇加入同炒，加入调味料炒匀即可食用。

【功效】香菇、金针菇能降低胆固醇；苦瓜富含纤维素，可减少脂肪吸收。

老中医推荐增效足浴方

四皮轻身足浴方

【操作】茯苓皮30克，五加皮、大腹皮各20克，生姜皮15克。将以上药物入锅，加水适量，煎煮30分钟，去渣取汁，与3000毫升开水一同倒入泡足桶中。先熏蒸，后泡足30～40分钟，每晚1次。7天为1个疗程。

【功效】健脾渗湿，驱散聚集的湿气，排除人体多余的水分，清理血中多余油脂，起到减肥轻身的效果。

冬瓜皮白茅根足浴方

【操作】干冬瓜皮、葫芦瓢各100克，白茅根60克，马鞭草30克，白酒50毫升。将以上前4味药入锅，加水煎煮30分钟，去渣取汁，与3000毫升开水及白酒一同倒入泡足桶中。先熏蒸，后泡足30～40分钟。每晚1次。7天为1个疗程。

【功效】轻身健体，健脾渗湿，驱散聚集的湿气，排除人体多余的水分，对下肢的减肥效果较明显。

车前子生姜片足浴方

【操作】车前子50克,生姜3片。将车前子、生姜入锅,加水煎煮30分钟,去渣取汁,与3000毫升开水一同倒入泡足桶中。先熏蒸,后泡足30~40分钟。每晚1次。7天为1个疗程。

【功效】车前子利尿排水、渗湿消肿,生姜助发汗、散寒解表,促进血液循环。

第二章

【呼吸系统】小偏方

人不能呼吸，生命就会停止。呼吸系统最主要、最基本的功能是进行气体交换。一些小偏方的运用，可以让你轻松找回畅快呼吸的感觉。

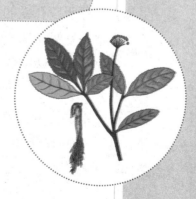

蜂蜜治哮喘，既润肺又营养

患者小档案

症状：哮喘，打喷嚏，咳嗽不断，喘不上气。

管用小偏方：取柚子1个，去皮，削去内层白髓，切碎，放于盖碗中，加适量麦芽糖或蜂蜜，隔水蒸至烂熟，每天早晚1匙，用少许热黄酒服下，止咳定喘的效果颇佳。

如果你身边老是有一个人不停地咳嗽，甚至呼呼喘气，你肯定会退避三舍、敬而远之吧。李大爷前些年患上了哮喘，这几年没少往医院折腾，药也吃了不少，但治疗效果并不好。每当遇上天气状况不好时，或是受凉，李大爷的哮喘病就会加剧，打喷嚏、咳嗽不断，而且明显感到上气不接下气，有时一阵咳嗽后，就会呼呼大口喘气，脸憋得发青。李大爷的老伴看了，甚是揪心，不知道如何是好。

大家都知道，哮喘常表现为发作性带有哮鸣音的呼吸困难，持续数分钟至数小时后自行或经治疗后缓解。

哮喘是因为吸入刺激性气体和有害气体、病毒、食物和药物等，使呼吸器官受到刺激收缩，导致呼吸不畅，身体氧分不足而引起大口呼吸。严重的可延续数日或数周或呈反复发作。长期反复发作常并发慢性支气管炎和肺气肿。

如果了解了哮喘的发病原因，知道从根本上去治疗的话，这就很容易了。临床上常让患者用气管扩张剂，轻轻一吸，马上就能平息哮喘。它能有效地使器官扩张，使足够的氧气参与血液运输，只是有些副作用，并且价格比较高，所以很多人都不太愿意使用。其实，对于哮喘，也有一个不错的治疗偏方，即用蜂蜜。

大家都知道，蜂蜜是一种营养丰富的天然滋养食品，也是最常用的滋补品之一，平时咱们走亲访友也爱拎着它，它有润肺解毒的功效，且低糖高营养，易于吸收，对女性、幼儿特别是老人，具有良好的保健作用。下面介绍几种适用于哮喘患者的蜂蜜方。

具体做法：

1.葡萄泡蜂蜜：葡萄500克，什么品种的都行，蜂蜜500克。将葡萄泡在蜂蜜里，装瓶泡2~4天后便可食用，每天3次，每次3~4小匙。

2.柚子蜂蜜饮：取柚子1个，去皮，削去内层白髓，切碎，放于盖碗中，加适量麦芽糖或蜂蜜，隔水蒸至烂熟，每天早晚1匙，用少许热黄酒服下，止咳定喘的效果颇佳。

3.蜂蜜黄瓜籽：蜂蜜、黄瓜籽、猪板油、冰糖各200克。将黄瓜籽晒干，研成细末，与蜂蜜、猪板油、冰糖放在一起用锅蒸1小时，捞出猪板油肉筋，装在瓶罐中。在数九第一天开始，每天早晚各服一勺，治疗冬季哮喘效果十分明显。

4.核桃芝麻蜂蜜饮：核桃250克，黑芝麻100克。两物捣碎混合，加入一勺蜂蜜、两勺水进行拌匀，放在蒸笼里蒸20分钟，每天早、晚分两次饮食，能治疗老年性哮喘，坚持多天会有效果。

老中医推荐增效食疗方

蚕豆炖花生仁

【做法】蚕豆150克，花生仁100克，红糖适量。将蚕豆洗净，泡胀；花生仁洗净。砂锅中放入蚕豆、花生仁，加水上火煮沸后，改用文火炖烂，加少许红糖即可食用。

【功效】蚕豆有健脾开胃、利水消肿的作用；花生仁能润肺化痰、润肠通便。两者合用，适用于哮喘者减轻其咳嗽、气短等症状。对蚕豆过敏者禁用。

🏆 甜杏仁炖梨

【做法】甜杏仁9克，鸭梨1个。将鸭梨洗净挖一个小洞，纳入杏仁，封口，加少许水煮熟。吃梨饮汤，每日1次。

【功效】润肺止咳。治慢性气管炎咳喘，肺虚久咳、干咳无痰等症。

🏆 鱼腥草丝瓜汤

【做法】鱼腥草、丝瓜各50克。将丝瓜切片，鱼腥草切段，用常法加调料制成汤，即可食用。

【功效】宣肺清热，化痰止哮。鱼腥草性微寒，能清肺热并解毒，通利小便；丝瓜性凉，能清热化痰，对哮喘有很好的疗效。

🏆 山楂胡桃茶

【做法】胡桃仁150克，白砂糖200克，山楂50克。将山楂加入适量清水中，用中火煎熬3次，每次20分钟，过滤去渣取汁浓缩至1000毫升。胡桃仁加水浸泡半小时，用石磨将其磨成茸浆，加适量水调匀。最后将山楂汁、白糖、胡桃仁浆放在一起搅拌均匀，烧至微沸，即可食用。

【功效】补益肺肾，润肠消食。胡桃仁与山楂、白砂糖同用，能补肺肾、润肠燥、消饮食、活血脉、生津液，其味酸甜相合，酸不伤齿，甜不觉腻，对于哮喘有一定的功效。

五味子、鸡蛋，消除肺气肿的良方

患者小档案

症状：肺气肿感到气短，呼吸困难，乏力，食欲不强。

管用小偏方：

取五味子250克，鸡蛋10个。五味子洗净，浸泡30分钟。鸡蛋洗干净；鸡蛋放入锅中，加冷水没过鸡蛋，加少量盐搅拌，水烧开后小火煮10分钟。鸡蛋捞出，用冷水浸泡一下。在案板上轻轻把鸡蛋壳打碎，使表面形成均匀的小裂纹。锅中加适量冷水，加入五味子、鸡蛋，大火煮开，小火煮30分钟，煮完后浸泡至少1小时后盛出即可食用。

家在河北唐山的吴大爷，今年60岁，经常稍微一活动就喘不上气来。原来吴大爷几年前患有慢性支气管炎，去年检查出肺气肿。在治疗肺气肿的过程中，吴大爷服用了大量西药糖皮质激素，但是效果不是很明显。吴大爷的儿子担心西药激素过多，副作用大，影响老人身体健康，就转而求助于中医疗法。后来，一位老中医给吴大爷开了几服中药，服用了一段时间，病情开始有了好转，可就在这时，吴大爷说不喝了，说实在是受不了这中药味，闻着就开始犯恶心，家人怎么劝也不行。无奈之下，儿子儿媳开始四处打听治疗肺气肿的偏方。后来，经熟人介绍，得知我这里有很多小偏方，便带着父亲来到了诊所。

肺气肿是慢性支气管炎（慢支）最常见的并发症。由于支气管长期炎症，管腔狭窄，阻碍呼吸，导致肺泡过度充气膨胀、破裂，损害和减退肺功能而形成。常见的有两种损害形式：一是先天性，缺少某类蛋白质抑制的分解酵素，从而侵犯肺泡壁而变薄，气压胀大使肺泡破裂，壮年为多；另一种因空气污染，慢支发作，肺上端受侵害所致。

像吴大爷这种情况，我推荐他用五味子煮鸡蛋食用，可治疗肺气肿。

五味子，俗称山花椒，性温味酸、甘，归肺、心、肾经。在《新修本草》载"五味皮肉甘酸，核中辛苦，都有咸味"，故有五味子之名。它具有收敛固涩、益气生津、补肾宁心的功效。用于治疗久咳虚喘、梦遗滑精、遗尿尿频、久泻不止、津伤口渴、短气脉虚、内热消渴、心悸失眠等病症。此外，五味子内含有丰富的有机酸、维生素、类黄酮、植物固醇及有强效复原作用的木酚素，是兼具精、气、神三大补益的少数药材之一，能益气强肝、增进细胞排除废物的效率、供应更多氧气、营造和运用能量、提高记忆力及性持久力。古时候，俄罗斯猎人每次远行狩猎之前必定服用五味子以强身补气。

具体做法：

取五味子250克，鸡蛋10个。五味子洗净，浸泡30分钟。鸡蛋洗干净；鸡蛋放入锅中，加冷水没过鸡蛋，加少量盐搅拌，水烧开后小火煮10分钟。鸡蛋捞出，用冷水浸泡一下。在案板上轻轻把鸡蛋壳打碎，使表面形成均匀的小裂纹。锅中加适量冷水，加入五味子、鸡蛋，大火煮开，小火煮30分钟，煮完后浸泡至少1小时后盛出即可食用。如果嫌麻烦的话，还可以用五味子做鸡蛋汤，取五味子20克，鸡蛋1个，五味子洗净，浸泡，用清水700毫升（约2碗半量）和鸡蛋一起煎煮，蛋熟后捞起放在冷水中浸泡片刻，去壳后再放回煎煮，约1小时煲至汤汁剩250毫升（约1碗量），加入少许白糖便可。

吴大爷按照此方法治疗了十多天后，打来电话说咳喘、气喘、呼吸困难、胸闷等症状明显减轻，我让吴大爷继续服用，等肺气肿症状完全消失，再停止服用。

【操作】

1.太阳穴、肾俞穴、膻中穴、中府穴、尺泽穴、内关穴、合谷穴、足三里穴、丰隆穴、太冲穴。

2.在以上穴位涂上刮痧油，用泻法刮拭至局部皮肤充血，出痧为度，而后消除油渍，常规消毒。

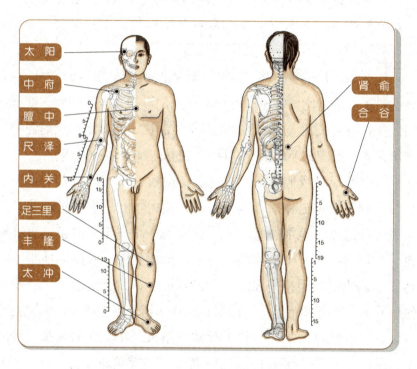

太阳
中府
膻中
尺泽
内关
足三里
丰隆
太冲

肾俞
合谷

【功效】补肺脾肾，温中纳气，止咳化痰。

生姜猪排骨汤，对抗感冒初期有效

患者小档案

症状：感冒初期，鼻塞、流涕、喷嚏等症状较轻时。

管用小偏方：

生姜猪排骨汤，用生姜少许、猪排骨100克，斩至块状，煮汤趁热喝，每日2次，2~3天后即可痊愈。

流鼻涕、打喷嚏，甚至咳嗽，都是感冒的前期症状，告诉我们要感冒了。感冒比较常见，有时都让我们不把它当作疾病。根据我的经验，不可大意，应该及时想办法控制住，尤其是体质虚弱的中老年患者，更应该及时治疗，可小区的郑管理员偏不听劝。

郑管理员是我们小区的物业上专门看管车库的，以前是一家纺织厂的工人，退休后，闲来无事，便去物业里做了管理员。因为平时经常见，也很熟悉。一天，我去车库拿车，准备上班，见他一个喷嚏接着一个喷嚏的，还不停地擦鼻涕，我就问他是不是感冒了，他说昨天夜里风大，没盖好被子，估计是着凉了。我让他赶紧买点生姜和猪排骨炖汤喝，别让病情发展严重了。他说自己身体好，能扛过去。一点也不听劝，结果，第二天他就来我诊所了，说："大夫，给我开点感冒药吧，我这感冒难受得不行。昨天是我不好，没听你的劝。你昨天说的那什么生姜猪排骨汤怎么做啊？"我看了看他的症状，感冒好像有些加重，如果只喝生姜猪排骨汤不容易好，于是，我给他开了一些感冒、消炎药，然后教他如何做生姜猪排骨汤。

具体做法：生姜少许，猪排骨100克，斩至块状，煮汤趁热喝，每日2次，2~3天后即可痊愈。

我让他回家先炖汤，然后把感冒药吃上，好好休息一下，如果出汗了，一定要用干毛巾擦干，患上干爽的衣服，千万别再受凉了。郑管理员听后，连连点头答应。

感冒不是小事，有的人想赶快治好它，立刻就想到抗生素，但是抗生素在杀死对人体有害的微生物时，也会阻碍人体的酵素。生姜煮猪排骨中，生姜具有消毒及发汗等功效，与热汤的温补作用相结合，可促进血液循环，还有发汗、通鼻的作用。趁热喝并多休息，可滋补身体，增强免疫力，确实是治疗初期感冒的最佳方法。

老中医推荐增效食疗方

🏅 紫苏羌活茶

【做法】紫苏叶10克，羌活9克，绿茶10克。将紫苏叶、羌活、绿茶一同研磨成渣，放入杯中，冲入沸水，闷泡约10分钟即可。每日1剂，不拘时温服。

【功效】辛温解表。可治疗因风寒感冒引起的恶寒、发热、无汗、肢体酸痛等症状。

🏅 麻酱糖茶

【做法】茶叶5克，芝麻酱、红糖各适量。将上述材料一同放入杯中，冲入沸水后调匀，闷泡约5分钟后即可。随量热服，可频饮。

【功效】有散寒解表的功效，可治疗风寒感冒初起症状。

咳嗽不止，经络按摩来帮你

患者小档案

症状：咳嗽，口干口痒，头痛，食欲不振。

管用小偏方：

1. 每晚临睡前按摩少商穴、鱼际穴、太渊穴、经渠穴、孔最穴、尺泽穴。

2. 把生姜放入平底锅中，盖上锅盖，用弱火烧，一会儿就冒出白烟，约4小时后变成青烟，这时就可熄火，待锅冷却后，打开盖子，于睡前取2~3克姜，用开水冲服。

咳嗽不止在老年人中很常见。这天，我就接待了一位老年患者。他于3周前受凉感冒，老是口干口痒，但不发烧，不流涕。吃了一些感冒药后，逐渐有咳嗽，且伴有发热、头痛、食欲不振。后来感冒慢慢好转，可是咳嗽越来越严重，每天凌晨四五点钟就会不停地咳嗽，最终被迫起床。

我告诉他，在中医看来，凌晨三点到五点是"寅时"，是"肺经当令"的时候。如果老年人之前受凉导致肺失宣降，最容易在这个时候咳嗽不止。遇到这种情况，大家可以常按摩肺经来进行调理。

肺经经过少商穴，沿着手臂最外侧一直向上延伸，手掌上大拇指与手掌连接的部位下方一寸有鱼际穴，手腕有折痕的地方有太渊穴（手腕横纹以上、拇指大鱼际以下可以感觉到脉搏跳动的地方）、经渠穴（位于人体的前臂掌面桡侧，桡骨茎突与桡动脉之间凹陷处，腕横纹上1寸）等，上臂中部有孔最穴（位于前臂掌面桡侧，在尺泽穴与太渊穴连线上，腕横纹上7寸处），手肘处有尺泽穴（在肘横纹中，肱二头肌腱桡侧凹陷处）。这几个穴位对于咳嗽都很有用。

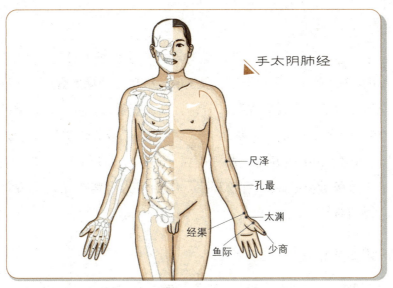

手太阴肺经

尺泽
孔最
太渊
经渠
鱼际　少商

具体做法： 每晚临睡前按摩少商穴、鱼际穴、太渊穴、经渠穴、孔最穴、尺泽穴，每穴5分钟，可以帮助你顺利进入梦乡不再咳嗽，而白天则可以让你风度翩翩、谈笑风生。

如果坚持不下来，则可以去药店买盒养阴清肺丸，将1/4养阴清肺丸按压成一分硬币大小，临睡前敷于太渊穴上，用胶布固定好，第二天起床后揭下就可以了。如果气虚症状比较严重，则可在临睡前将如患者拇指指甲大小的一片生晒参敷于太渊穴上，并固定好，生晒参最善补肺气和脾胃之气，能在不知不觉中将肺调理好。

他问我："除了坚持按摩穴位，还有没有其他偏方呢？"我告诉他，黑烧生姜是治疗咳嗽的特效药，特别适合他这种受凉所致的咳嗽。做法是：把生姜放入平底锅中，盖上锅盖，用弱火烧，一会儿就冒出白烟，让生姜在锅里持续受热，直至不再有白烟冒出再熄火，待锅冷却后，打开盖子，于睡前取2~3克姜，用开水冲服。每天服用2~3次，能有效缓解咳嗽症状。

老中医推荐增效食疗方

🏅 松子核桃膏

【做法】松子仁200克，黑芝麻、核桃仁各100克，蜂蜜200克，黄酒500毫升。将松子仁、黑芝麻、核桃仁同捣成膏状，入砂锅中，加入黄酒，文火煮沸约10分钟，倒入蜂蜜，搅拌均匀，继续熬煮收膏，冷却装瓶备用。每日2次，每次服食1汤匙，温开水送服。

【功效】滋润五脏，益气养血。适用于治疗肺肾亏虚、久咳不止、腰膝酸软、头晕目眩等症。中老年人经常服用，可滋补强壮、健脑益智、延缓衰老。

🏅 百合莲花汤

【做法】百合100克，莲子50克，黄花、冰糖各15克。将百合、黄花用水洗净，装入盆内；莲子去掉两头及皮，捅掉心洗净，也放入汤盆内；汤盆内加入清水500毫升，上笼用大火蒸熟后，放入冰糖，再蒸片刻即成。早晚空腹服，每天1剂。

【功效】百合润肺止咳，莲子养心安神，黄花润肺下气、止咳化痰，三者合用有润肺止咳、下气化痰之功效，适用于肺热燥咳、健忘、早衰、皮肤粗糙、颜面皱纹增多等症。

🏅 川贝蒸梨

【做法】雪梨或鸭梨1个，川贝母6克，冰糖20克。将梨从柄部切开，挖空去核，将川贝母研成粉末后，装入雪梨内，用牙签将柄部复原固定。放大碗中加入冰糖，加少量水，隔水蒸半小时即可。将蒸透的梨和其中的川贝母一起食入。

【功效】川贝母为化痰止咳良药，与雪梨、冰糖并用，则起化痰止咳、润肺养阴之功效。适用于治疗久咳不愈、痰多、咽干、气短乏力等症。

生姜，预防经常性感冒良药

患者小档案

症状：鼻塞、流鼻涕、打喷嚏、咽喉肿痛。

管用小偏方：

取姜片4～5片放入碗中，再用开水冲到盛有姜片的碗中，做消毒处理。或将姜片放在嘴里含着，慢慢咀嚼，含10～30分钟，不要一下吞下去。之后慢慢将姜片嚼烂，让生姜的气味在口腔内散发、扩散。

梁大妈和我是一个小区的，这老太太人很好，但身体素质很差，三天两头感冒，每次流感来袭，她是必逃不掉的。轻则鼻子不通气，或者流鼻涕、打喷嚏，重则流泪、咽部不适，有时也伴有发热、咽痛、扁桃体发炎以及淋巴结肿大。接二连三的感冒让她烦不胜烦，吃了许多西药，都是治标不治本，药吃下去就好，药一停又复发了。为此，梁大妈很是闹心，正巧今天下班时，我在小区里碰见她，她便拽着我问，为什么自己那么容易感冒？让我帮她出几个好的方子解决一下难题。

我告诉梁大妈，这是因为身体免疫力差，当遭遇病毒侵扰时，就会发生上呼吸道感染，导致经常性感冒。我教给梁大妈一个偏方：天天早晨含生姜。

具体做法：每天早上起来，先饮一杯温开水以润肠胃。然后将生姜洗净刮皮，切得像一元硬币一样薄，放4～5片在碗里。再用开水冲到盛有姜片的碗中，做消毒处理。将姜片放在嘴里含着，慢慢咀嚼，含10～30分钟，不要一下吞下去。之后慢慢将姜片嚼烂，让生姜的气味在口腔内散发、扩散。

古人云：早上吃姜，胜过吃参汤。吃过生姜后，人会有身体发热的感觉，这是因为它能使血管扩张，血液循环加快，促使身上的毛孔张开，这样不但能把多余的热气带走，同时还能把体内的病菌、寒气一同带出，对防治风寒感冒、胃寒呕吐、寒痰咳嗽等症十分有效。

当然，生姜不仅能防感冒，还能治感冒。当感冒初发，身体尚未发汗时，巧用生姜可促发汗散湿，提振阳气。

具体做法：

1.老姜30克切片，葱白6根切片，捣碎，和豆豉12克一起入锅，加一杯水熬至半杯的浓度，沥出残渣，趁热喝下，多穿衣服或闷在棉被中，使身体出汗即愈。

2.老姜15克切片，葱白15克切碎，加茶叶10克，放一杯半的水同入锅，煮好，沥去残渣，将汤汁倒入杯中服用，热热的一碗汤喝下去，感觉全身都暖了，自然能发汗排毒。

梁大妈学了我的方法高兴地回去了。半年后她告诉我，感冒频率已经大大降低了，三四个月都不会有一次了。

此外，患感冒而又不愿吃药时，还可用酒浴法，即在患者的关节等处，比如耳根下方、颈部两侧、腋窝、手臂内侧、手腕、大腿根处、膝盖内侧、脚踝两侧、脚心等处，用纱布蘸酒（高浓度酒）来回擦拭30～40次，然后盖被睡一觉即可好转。

老中医推荐增效食疗方

葱姜豆豉汤

【做法】葱白5根，姜1片，淡豆豉20克。用砂锅加水1碗煎煮。趁热顿服，然后卧床盖被发汗，注意避风寒。

【功效】解热透表，解毒通阳。用于感冒初起，症见鼻塞、头痛、畏寒、无汗等。

🍵 西瓜番茄汁

【做法】西瓜、番茄各适量。西瓜取瓤，去籽，用纱布绞挤汁液。番茄先用沸水烫，剥去皮，去籽，也用纱布绞挤汁液。二汁合并，代茶饮用。

【功效】清热解毒，祛暑化湿。治夏季感冒，症见发热、口渴、烦躁、小便赤热、食欲不佳、消化不良等。

🍵 红糖乌梅汤

【做法】乌梅4个，红糖100克。加水共煮浓汤。分2次服。

【功效】解表散寒，发汗退热。治感冒，症见发热、畏寒等。

🍵 冰糖蛋汤

【做法】鸡蛋1个，冰糖5克。冰糖放在杯底，加进1个鸡蛋，然后注入滚烫的开水，用盖子盖好，半分钟后，掀起盖子，以汤匙搅拌，趁热喝下即可。

【功效】辛温解表，消痰解毒。治风寒袭表引起的伤风感冒症。此方还有增强体力、治疗咳嗽的作用。

巧用盐水和醋，就能治好咽喉炎

患者小档案

症状：咽喉炎，咽干，咽痒，咽喉肿痛，吞咽困难，全身不适感强。

管用小偏方：

用浓盐水漱口，先用热水泡一杯浓盐水，等水温下降成温水时，就开始漱口腔。让浓盐水在咽喉停留大概20秒，然后吐掉，每隔10分钟重复漱口一次，连续10次即可。

夏季炎热，很多人喜欢吃凉爽一些的东西，殊不知这样很容易引起咽喉炎。咽喉炎是咽喉部位黏膜的炎症，一般可分为急性与慢性两种，发作时，咽喉处感到发热、刺痒和干燥不舒服。病重者咽喉肿痛，舌本强硬、涎潮、喘急、胸膈不利、吞食疼痛，伴有畏寒、发热、全身不适的症状。声音变为嘶哑，严重时失声。喉内多痰而不易咳出，常黏附于声带表面。

一般年老体弱的人易患上此病，这不，前阵子隔壁的孟奶奶就患上了咽喉炎。起初，她以为是上火了，也就没把这件事放在心上，只是到药店买了很多含片、消炎药吃。过了几天，病情不但不见好转，反而越来越严重了，于是，急匆匆去我家想找我看病。

也赶巧了，那天我轮休，正在家看电视，我见孟奶奶来了，赶紧请她坐下，老人哑着嗓子跟我说话，我这才知道孟奶奶生病了。于是，让她张开嘴巴发出"啊"音，用小手电照着看了一下她的喉咙，发现她的扁桃体有些肿大，咽喉部也比较红。不过，幸好她的扁桃体没有化脓，用不着考虑抗生素这种药，我向她推荐了一个偏方。

具体做法：准备一点浓盐水和几根棉签，然后仰头张嘴，将蘸有浓盐水的棉签伸到咽喉部位轻轻点几下，接着闭上嘴巴，让盐水慢慢地往下浸，喉咙里感到咸味，就会受刺激产生口水，再慢慢地咽下去。如果嫌这个麻烦，也可以用浓盐水漱口。

先用热水泡一杯浓盐水，等水温下降成温水时，就开始漱口腔。让浓盐水在咽喉停留大概20秒，然后吐掉，每隔10分钟重复漱口一次，连续10次即可。

孟奶奶回家以后试了两回，过了几天，打电话来说，她的喉咙肿痛症状完全消失了，她问我："丫头啊，怎么用盐水就能治好我的咽喉炎啊？"我告诉她，之所以有这个效果，是因为盐具有氧化性，混合一定比例的水以后有很好的杀菌消毒作用，能够杀灭咽喉部的细菌、病毒，同时对于咽喉局部的炎症反应、水肿、渗出亦有抑制作用。

其实，治疗咽喉炎还有别的方法，我给孟奶奶又推荐了两则偏方，以备不时之需。并告诫她平时少吃点辛辣刺激的食物，以免引起扁桃体发炎，导致咽喉炎发作。

具体做法：锅内倒入100毫升食醋，把一个鸡蛋放到里面煮，约煮15分钟之后关火即可。然后把鸡蛋和醋一起吃下。或者将100毫升醋烧沸，放凉后备用。每次服1小匙，慢慢咽之，日咽数次。

这两则偏方适合因咽喉炎引起咽痒、声音嘶哑的情况，效果立竿见影。之所以有此疗效，是因为醋味酸、甘，性平，有散瘀、解毒、消肿的功用。不过，此方病愈即止，多食会损齿伤胃。且脾虚湿盛有骨关节病痛者不宜使用此方。

温馨提醒

> 每天早起后，在左手掌心涂上3~4滴风油精，按摩（顺时针方向）咽喉部位20~30次。此方对咽喉炎早期患者极为有益。

老中医推荐增效经穴方

【操作】

1.按揉太阳穴50次，向前向后各25次，力度以产生胀痛感为宜；

2.用中指指腹点揉翳风、廉泉、下关穴各50~100次；

3.按揉百劳穴、首面穴、肝穴各30~50次；

4.用拇指指腹推揉桥弓穴左右各10次；

5.用中指指端叩击咽喉穴各50~100次；

6.拿捏风池穴10~20次；

7.揉捏耳部的扁桃体穴3分钟，频率每分钟60次，力度以轻柔为主；

8.拿捏耳轮部3分钟，频率每分钟60次，力度适中。

【功效】生津止咳，清肺化痰。辅助治疗咽喉炎。

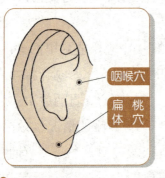

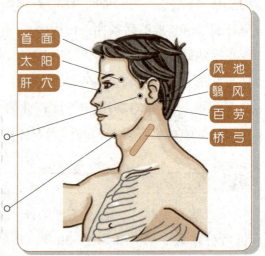

❶ 下关穴　在面部耳前方，当颧弓与下颌切迹所形成的凹陷中。

❷ 廉泉穴　在颈部，当前正中线上，喉结上方，舌骨上缘凹陷处。

老慢支，想标本兼治就做腹式呼吸

患者小档案

症状：慢性支气管炎。

管用小偏方：

腹式呼吸，患者坐卧、平躺，右手在下，左手在上，两手叠加，轻轻放在肚脐下3横指位置，用于感受腹部的起伏变化。然后，把嘴合上，用鼻子慢慢深吸气，把空气直接吸入腹部，然后再慢慢呼气，呼气时要长且慢，不要中断，将所有废气从体内全部呼出来。注意呼气时把嘴唇并拢，留一条小缝，像鱼口吹泡泡一样。

一天，妈妈刚从剧团回来，就打电话叫我晚上务必回家一趟，我还以为爸妈其中一个生病了呢，焦急地熬到下班，赶紧回了家。结果，爸妈都没生病，但是家里多了位客人，妈妈给我介绍说："这是社区主任肖晓，她得知你是医生，所以想邀请你去社区做一次'防治慢性支气管炎'的偏方讲座。"我听后有些犹豫，因为以前从来没做过什么讲座，而且诊所最近也比较忙，所以想借此推脱，但后来听了肖主任说，现在社区里患"老慢支"的老人不在少数，有些因为家庭条件不好，只能在家中卧床，去不了医院，而家庭情况好的老人，自己也去不了医院，只能等儿女回家了，开车送老人去医院治疗。我听后，心里一酸，便答应了下来。

讲座在社区的礼堂里进行，当天去了很多社区的老人，我告诉他们，慢性支气管炎是一种非常棘手的病症，不易治愈，即使治愈了，也容易反复。这是因为患者肺里的气管长期受到炎症的

081

破坏，缩窄了很多，当呼气时，由于很多废气排不干净，导致新鲜空气无法进入，这就会让患者感到气不够用，喘不上气来，所以，要想彻底治好慢性支气管炎，就要从呼吸着手。那么，患者该怎么做呢？我给他们讲了一种简单的腹式呼吸法，学名叫"缩唇式呼吸法"，也可称之为"吹泡泡呼吸法"，因为需要嘴唇和腹部的协同配合。

具体做法：患者坐卧、平躺，右手在下，左手在上，两手叠加，轻轻放在肚脐下3横指位置，用于感受腹部的起伏变化。然后，把嘴合上，用鼻子慢慢深吸气，把空气直接吸入腹部，手能感觉到腹部微微隆起，吸气越深，腹部隆起越高，随着腹部扩张，横膈膜就下降。慢慢呼气，呼气时要长且慢，不要中断，手能感觉腹部朝脊柱方向收，随即尽量收缩腹部，将所有废气从体内全部呼出来。注意呼气时把嘴唇并拢，留一条小缝，像鱼口吹泡泡一样。

做腹式呼吸时，应尽量缓慢，尽可能地多吸一些气，也要尽可能地把肺里的气全吐出去。每分钟呼吸7～8次最好，但也不要为了达到这个目标而强行憋气，以舒服为度即可。这个方法每天至少做3次，每次15分钟左右，如此坚持一个月，便可见效。

长期坚持这种呼吸方式，能让患者渐渐养成腹肌、胸肌一起用力呼吸的习惯，强壮胸部呼吸肌，改善肺气肿患者呼吸肌力量不足的情况。有效锻炼胸部呼吸肌，增强患者的呼吸能力，双管齐下，彻底治愈"老慢支"。

温馨提醒

加强体育锻炼，提高身体素质，戒除烟酒，避免胸背部受寒，冷天外出应戴口罩，居处要安静整洁，空气清新，勿去潮湿阴暗之所。急性发作或发热不退者，应到医院治疗。

老中医推荐增效食疗方

🏅 甜杏仁粥

【做法】杏仁15克，粳米50克。杏仁去皮尖，水研滤汁，加入粳米，煮粥食用。

【功效】健脾消食，镇咳化痰。适用于风寒型支气管炎，特别是有胸闷、气喘或便秘者。阴虚咳嗽、大便溏稀者忌服。

🏅 车前子粥

【做法】车前子10克，粳米100克。将车前子用布包好后煎汁，再将粳米入车前子煎汁中同煮为粥，每日早晚温热食。

【功效】利水消肿，养肝明目，祛痰止咳。适用于老人慢性支气管炎及高血压、尿道炎、膀胱炎等。

🏅 大蒜食醋饮

【做法】大蒜250克，食醋250毫升，红糖90克。将大蒜去皮捣烂，浸泡在糖醋溶液中，一周后取其汁服用，每次一汤匙，每日3次。

【功效】温中散寒，润肺定喘，止咳化痰。用于治疗支气管炎。

热敷后背和前胸，远离干咳的烦恼

患者小档案

症状：干咳不断、无痰，怕冷空气怕烟雾，夜间咳嗽加重。

管用小偏方：

热敷后背和前胸，晚上睡觉时，在被子里用电热暖手器热敷后背和前胸20分钟左右，当晚症状就可减轻，咳的次数也会减少，连敷3～5天就基本不咳了。

一天，我要坐公交车外出办事，站台上有位大爷不停地咳嗽，出于关心，我拍了拍大爷的肩膀说："大爷，您还好吧，怎么咳得这么厉害啊？"大爷垂头丧气地说："老毛病了，人老了，不中用了。"我安慰他说："别多想，有病要赶紧去治，别总拖着，会出大问题的。"大爷摇摇头说："没用的，老毛病了。"我问及原因，大爷告诉我，以前他是服装厂的工人，一天忙到晚，除了中午吃饭的时间可以休息一下，其他时候连喝口水的时间都很少，也可能是工作太劳累了，时不时总是咳嗽不止，不发烧、无痰，但严重时咳得难受，晚上睡不好觉，还影响家人休息，虽然也去过医院检查，也打针吃药，但效果并不好，只能用药控制，药一停又开始干咳了。

干咳是一种常见的病症，它是身体受凉之后，或是受刺激性气体刺激而引起的咳嗽，一般春秋干燥季节易发作。发作时，干咳不断，使用抗生素无效，伴有咽喉痒、不伴发热，怕冷空气怕烟雾，夜间加重。中医学认为，干咳多是由于燥邪侵犯肺系，影响肺之宣发、肃降功能引起的，治疗时需以解表清肺、润燥止咳为主。于是，我建议大爷平常用热毛巾热敷后背和前胸。

具体做法：

1.敷法：睡觉时，在被子里用电热暖手器热敷后背和前胸20分钟左右，当晚症状就可减轻，咳的次数也会减少，连敷3～5天基本就不咳了，若再吃点消炎药效果会更好。热敷用具还可以用热水袋、盐水瓶或热毛巾。不过用暖手器、热水袋或盐水瓶时要隔层睡衣，以免烫伤皮肤，热毛巾要在天气不太冷时使用，并要家人帮忙。

2.川贝雪梨汤：雪梨1个，冰糖25克，川贝少许。将雪梨洗净削皮切开去核掏空，成一个梨盅，梨盅里放入几粒川贝和冰糖，盖上梨盖，用牙签固定。将雪梨放入碗中，加冰糖、水，隔水蒸30分钟即可。该方可起到可清热散结、化痰止咳、滋养肺部的作用。

川贝母是一味中药，味苦、甘，入肺、心经，有化痰止咳、清热散结的作用。梨味甘，性寒，入肺经，有清热、化痰、止咳的作用。味甘在中药中指有滋补作用。入肺经，就是说这种物质对肺的作用较强。而在汤中加入冰糖，既可调味，也可增强润肺的功效，对干咳患者有益。

老中医推荐增效食疗方

🏵 罗汉果炖猪肺

【做法】罗汉果1枚，鲜猪肺50克。猪肺切碎，与罗汉果同炖至熟透，调味后食用。

【功效】补肺润燥，止咳化痰。对百日咳久咳伤肺、干咳少痰、咳而无力之症尤为适宜。

🏵 百合藕粉羹

【做法】新鲜百合50克，藕粉、冰糖各适量。百合、冰糖加水煮烂后，加入已调成糊的藕粉，作为羹。每日2次，每次食用1

小碗。

【功效】润肺健脾。适用于阴虚低热盗汗、口干咽燥、干咳少痰者。

银耳雪梨膏

【做法】银耳10克，雪梨1枚，冰糖15克。梨去核切片，加水适量，与银耳同煮至汤稠，再掺入冰糖溶化即成。每日2次，热饮服。

【功效】养阴清热，润肺止咳。适用于阴虚肺燥、干咳痰稠及肺虚久咳之症。银耳滋阴润肺，养胃生津，为补益肺胃之上品；雪梨清肺止咳；冰糖滋阴润肺。因此用于阴虚肺燥之证者颇佳。

百合银耳汤

【做法】百合20克，银耳10克，冰糖适量。将银耳泡发后去蒂，撕成小朵；百合洗净。将二者放入锅中，加适量清水，大火煮开后转小火炖煮，至食材软烂，加入冰糖调味。

【功效】百合润肺止咳、清心安神，银耳滋阴润肺、养胃生津，此汤可缓解肺燥干咳。

蜂蜜萝卜汁

【做法】白萝卜1根，蜂蜜适量。将白萝卜洗净，去皮切丝，放入榨汁机中榨取汁液，加入适量蜂蜜搅拌均匀。

【功效】白萝卜有清热化痰、下气宽中的功效；蜂蜜能润肺止咳、润肠通便，可减轻干咳症状。

燕窝白芨汤，肺结核病人的好帮手

患者小档案

症状：肺结核。

管用小偏方：

燕窝白芨汤，取燕窝、白芨各6克。文火炖烂，滤去渣，加冰糖少许，再炖。每日早、晚各服1次。

张大爷是我的一位患者，他年轻时抽烟很厉害，虽然也有咳嗽，但并不严重。可后来年纪大了，咳嗽的症状加重，有时身体还会发热，晚上睡觉或睡醒时，出虚汗，衣服都湿透了。前阵子还出现过胸痛、咯血，人也瘦了许多。家人赶紧带王大爷去医院检查，听诊时肺部呈支气管肺泡呼吸音或湿性啰音（空洞），出现胸痛时，还可听到胸膜摩擦音。医生断定为空洞型肺结核，需入院治疗，但治疗了一段时间，效果并不见好转，于是便出院在家休养。后来，他家人打听到我这里有偏方可以治疗肺结核，便来到了我的诊所。

肺结核是由结核分枝杆菌引起的慢性传染病，俗称痨病，是一种常见的呼吸道传染病。排菌患者是传染源，主要由患者咳嗽排出结核菌经呼吸道传播，在人体抵抗力低下时，容易感染发病。本病可累及所有年龄段，但青壮年居多，男性多于女性，近年来老年人发病有增加趋势。

中医学肺结核属于"肺痨"范畴，治疗时需选用滋阴润肺、收敛止血、消肿生肌的药材。我了解了张大爷的病后，推荐他常喝燕窝白芨汤。

具体做法：燕窝、白芨各6克。文火炖烂，滤去渣，加冰糖少许，再炖。每日早、晚各服1次， 30天为1个疗程，一般连服

1～2个月，患者就能感到肺部明显舒畅多了。

老中医推荐增效食疗方

🏅 百合蜜

【做法】鲜百合、蜂蜜各适量。百合与蜂蜜共放碗内蒸食。每日2次，可常服食。

【功效】清热，润肺，生津。能抑制结核菌扩散，促使结核病灶钙化。

🏅 南瓜藤汤

【做法】南瓜藤（即瓜蔓）100克，白糖少许。加水共煎成浓汁。每日2次，每次服60克。

【功效】清肺，和胃，通络。治肺结核之潮热。

🏅 黄精冰糖水

【做法】黄精（中药）50克，冰糖40克。将黄精与冰糖共放炖盅内，加清水一碗，隔水炖2小时。每日饮汤2次。

【功效】补中益气，和胃润肺。治肺结核之痰中带血。

科学洗鼻，治好鼻窦炎

患者小档案

症状：鼻窦炎，伴有鼻塞、流涕、头痛等症状。

管用小偏方：

每天早上起床后，倒满一杯温热的清水，放一点盐，比例大概是1：50。等盐溶化后把鼻子凑上去，让两个鼻孔浸泡在水里，然后吸气、呼气，来回冲洗鼻腔。

王阿姨是位鼻窦炎患者，由于自身体质较差，三天两头就会发热、鼻塞，有时还会出现头痛难忍，晚上也常因此失眠。治疗药物都用几大盒了，开始还有点效果，可是后来都没什么用了。

要想解决王阿姨的病症，首先得初步了解一下鼻窦炎。鼻窦炎又叫化脓性鼻窦炎，以多脓涕为主要表现，可伴有轻重不一的鼻塞、头痛及嗅觉障碍。而鼻窦，就是长在鼻子旁边骨头的一些空洞，这些空洞在鼻腔里有个开口，与鼻腔相通，在正常情况下，鼻窦里的分泌物要通过这些开口进入鼻腔再排出去。但是鼻窦炎让这些开口上覆盖着很多的炎症和分泌物，使这些难以排出，自然造成鼻塞症状。用淡盐水洗鼻是消除鼻塞症状的好方法。

具体做法：每天早上起床后，倒满一杯温热的清水，放一点盐，比例大概是1：50。等盐溶化后把鼻子凑上去，让两个鼻孔浸泡在水里，然后吸气、呼气，来回冲洗鼻腔。需要注意的是，吸气时只需轻轻用力，让盐水能泡住鼻孔就可以了。此法能帮助鼻腔免疫细胞杀菌，同时也可帮助纤毛尽快把病毒冲刷出来，而且通过洗鼻还给鼻子补充了水分，保证黏液能充足分泌，这样鼻窦炎才能好得更快一点。

过了一段时间再见到她，发现她气色很好，人也开朗多了，她高兴地跟我说，现在差不多可以说是和鼻窦炎拜拜了。我告诉她要坚持用此方冲洗，偶尔还可在洗脸时用冷水，低头由鼻将其轻轻吸入，再经鼻擤出，反复数次。此法可改善鼻黏膜的血液循环，增强鼻子对天气变化的适应能力，以防鼻窦炎反复发作。

老中医推荐增效食疗方

① 山药芫荽粥

【做法】山药60克，葱白、芫荽各10克，粳米100克。将山药研末，同粳米煮粥；葱白、芫荽切细，粥熟时放入，搅匀，煮沸，分1～2次食用。

【功效】补益肺脾，通散鼻窍。治疗鼻窦炎，缓解鼻窦炎引起的头痛、流涕、鼻塞症状。

② 桃仁桂鱼

【做法】桃仁6克，泽泻10克，桂鱼100克。桂鱼、桃仁、泽泻同煮，加葱、姜等作料，炖熟。食鱼喝汤。

【功效】活血、化瘀、通窍。桂鱼补气，养血行瘀；桃仁活血；泽泻利湿；葱、姜散邪通窍。

③ 扁豆粥

【做法】扁豆30克，党参10克，粳米50克。扁豆、党参同煎，去渣取汁，加粳米如常法煮粥。

【功效】党参补中益气；扁豆、粳米均为健脾益气之食品。三者合用，可使气虚得复、鼻窍自通。

白萝卜煮水，消除慢性鼻炎的烦恼

患者小档案

症状：呼吸不畅，夜间，静坐或寒冷鼻塞症状加重，并伴有头痛，失眠。

管用小偏方：

白萝卜3~4根放入锅中加清水煮，沸后即用鼻吸蒸汽，数分钟后，鼻渐畅通，头痛消失。

这天，一位先生来到诊所，一来就开始倾诉："鼻子难受死了，经常又干又痛，搞得半夜都睡不着觉……"这位先生姓孟，去年冬天患上了重感冒，也许是因为当时治疗不彻底吧，自从感冒后，孟先生就时不时感到鼻塞，一般表现白天、劳动或运动时减轻，夜间、静坐或寒冷时加重，鼻涕黏稠。前面因为生意忙，所以也没当回事，想是感冒的后遗症，挺挺就过去了，谁知鼻塞症状越发严重起来，如果不用嘴呼吸，身体就感到透不过气来，而且时常伴有头痛、失眠等症状。这下孟先生才想起去医院检查，经过一系列检查后，医生说，孟先生患上了慢性鼻炎。虽然也开了药，但孟先生服用后，效果并不明显，而且一到春季柳絮纷飞、空气中沙尘重时，鼻子就极为难受。曾经也有朋友建议他去做手术治疗慢性鼻炎，但孟先生想着那穿刺手术就感觉很害怕，于是很快打消了这个念头。后来，从网上得知中医也能治疗慢性鼻炎，于是便来到了我的诊所，让我帮他诊治一下。

感冒是促发鼻炎的最大帮凶。而感冒病毒侵入人体，首先突破的防线就是鼻子，那里有防御系统的"三剑客"，即黏液、鼻黏膜上的纤毛以及免疫细胞。通俗地说，当病毒入侵鼻子，黏液就会死死地粘住病毒，然后，被免疫细胞直接杀死。说得形象点，病毒一迈进鼻子这道防线，一只脚被黏液粘住动弹不得，然后免疫细胞分泌的抗体就冲上来将它们轻松干掉，最后被纤毛扫地出门。

了解了孟先生的情况后，我先教了他几个缓解鼻塞的方法。

具体做法：

1.白萝卜煮水：白萝卜3~4根放入锅中加清水煮，沸后即用鼻吸蒸汽，数分钟后，鼻渐畅通，头痛消失。经常使用，可治疗慢性鼻炎。

2.托头伸肘法：当鼻塞严重影响睡眠时，如左鼻孔不通，可行俯卧位或右侧卧位，右手撑住右后颈，掌根靠近耳垂，托起头部，面向右侧，肘关节向右上方伸展，伸得越远越好（不要垫在床头上），多则几十秒钟，即可使鼻孔通气。如右侧鼻塞，可以相反动作治之。两侧同时鼻塞，可先后轮换动作治之。此外，睡前用热水洗脚，既能解除鼻塞，又能调节大脑皮质的兴奋与抑制，从而促进睡眠。

他说回家一定用这些偏方，三天后，他给我打来电话，说现在鼻子轻松多了，我让他坚持用上1~2个月，等彻底治好了，再停用。大概1个多月后的一天，孟先生再次来到我的诊所时，他已经完全康复了。他对我开玩笑地说："我现在鼻子能顺畅呼吸了，嗅觉都快赶得上警犬了！"

老中医推荐增效食疗方

丝瓜藤炖猪肉

【做法】丝瓜藤（取近根部位）2~3米，瘦猪肉60克，盐少许。将丝瓜藤洗净，切成数段，猪肉切块，同放锅内加水煮汤，临吃时加盐调味。饮汤吃肉，5次为1个疗程，用1~3个疗程。

【功效】清热消炎，解毒通窍。治慢性鼻炎、萎缩性鼻炎之鼻流脓涕、脑重头痛。

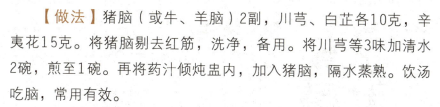 川芎炖猪脑

【做法】猪脑（或牛、羊脑）2副，川芎、白芷各10克，辛夷花15克。将猪脑剔去红筋，洗净，备用。将川芎等3味加清水2碗，煎至1碗。再将药汁倾炖盅内，加入猪脑，隔水蒸熟。饮汤吃脑，常用有效。

【功效】通窍补脑，祛风止痛。治慢性鼻炎之体质虚弱。

双豆汤

【做法】绿豆15克，淡豆豉20克，防风15克，生甘草10克，石菖蒲15克，辛夷10克，细辛3克。水煎。日服1剂。

【功效】散寒除浊，开达肺窍。

老中医推荐增效经穴方

【操作】

1.摩鼻：用食指和拇指先按着鼻梁的上端，以此为起点从上往下揉搓，到局部发热为止。

2.擦鼻：将双手中指的指腹，放在鼻子两侧，沿下方的鼻翼，上下反复摩擦，共做18次，冬天可增至38次。

3.捏鼻尖：用食指和拇指捏鼻尖，揉至鼻部热麻、呼吸通畅为度。此方法有泄热升阳之功效，有利于鼻窦炎的康复。

4.揉鼻下：鼻下部有人中穴（人中沟的上1/3和下2/3的交界处），以中指或食指的指腹按揉，顺时针方向60次，逆时针方向60次。然后，再向深部点按20次。需要注意的是，在揉的时候指腹一定要紧挨着鼻孔，这样嘴唇和鼻翼都可以揉到，一举两得。

5.按合谷穴：用左手的大拇指和食指上下揉动右手的合谷穴位200次，再用右手的大拇指和食指上下揉动左手的合谷穴位200次。

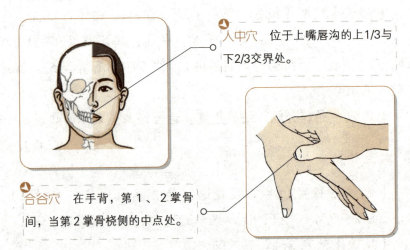

人中穴　位于上嘴唇沟的上1/3与下2/3交界处。

合谷穴　在手背，第1、2掌骨间，当第2掌骨桡侧的中点处。

此动作可在早晨起床前、晚间睡觉前各按摩一次，其他空闲时间也可进行。此法可疏通经络，增强局部气血流通，大大加强鼻子的耐寒能力，可有效预防感冒和鼻病，也能治疗伤风和鼻塞。

【功效】宣肺通窍，调气道，防疾病。

第三章

【消化系统】小偏方

人到中老年，脾胃功能会发生一些变化，你会时常感到胃口不好，吃一点凉的、刺激的食物就会出现胃痛、胃胀、打嗝、便秘、腹泻等不适症状。其实，这多是由于胃肠系统功能退化引起的。本章着眼于消化系统的常见病，提供了一些切实可行、用之有效的小偏方，让您轻松捍卫肠胃健康。

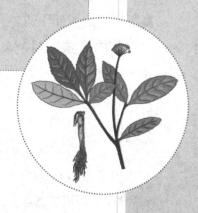

常饮芦荟酒，改善脾胃虚弱

患者小档案

症状：脾胃虚弱、胃胀、消化不良。

管用小偏方：

芦荟酒，将38度的烧酒1000毫升、芦荟叶1000克和冰糖1000克放入广口瓶中密封，存放15天后开启饮用，每次70毫升。

刘大妈是一个很节俭的人，为了供儿子上大学，她每天的饮食都很简单，有时工作忙了，饭都顾不上吃，日子久了，刘大妈患上了胃病，虽然后来服药治好了，但胃肠功能很差，常常会发生胃脘胀痛、消化不良、面色苍白等症状。去年儿子大学毕业，正式进入一家外企工作，公司给儿子分配了单身住所，儿子为了能尽孝心，于是便把刘大妈从乡下接到了城里，可是，最近一段时间，刘大妈的胃越发不适起来，时常会感觉胃肠不适，食欲不佳，而且身体也很虚弱。儿子很担心母亲的身体，于是多方打听治疗的方法。后来听一位出租车司机说，我这里有很多偏方，也许能帮得上忙，于是，他便找到了我。

我了解情况后告诉他，他妈妈主要是因为脾胃虚弱、营养不良所引起的胃部不适。我给他推荐了一个偏方——芦荟酒。

具体做法：将38度的烧酒1000毫升、芦荟叶1000克和冰糖1000克放入广口瓶中密封，存放15天后开启饮用，每次70毫升。

刘大妈的儿子回家后，买了食材，就制作起芦荟酒了，大概两周后，小伙子打来电话说，他妈妈的胃舒服多了，不但消化好了，三餐的进食量也有所增加，而且人看起来比以前精神多了，面色也逐渐红润起来了。现在每天还是坚持在用芦荟酒，希望妈妈的胃功能逐渐康复。

老中医推荐增效经穴方

【操作】

1.揉内关：内关穴位于手腕正中，距离腕横纹约三横指（三个手指并拢的宽度）处，在两筋之间取穴。用拇指揉按，定位转圈36次，两手交替进行，疼痛发作时可增至200次。

2.点按足三里：足三里穴位于膝盖边际下三寸（相当于四个手指并拢的宽度），在胫骨和腓骨之间。以两手拇指端部点按足三里穴，平时36次，痛时可揉200次左右，手法可略重。

❶ 内关穴　在前臂掌侧，当曲泽与大陵的连线上，腕横纹上2寸，掌长肌腱与桡侧腕屈肌腱之间。

❷ 足三里穴　在小腿前外侧，当犊鼻下3寸，距胫骨前缘一横指（中指）。

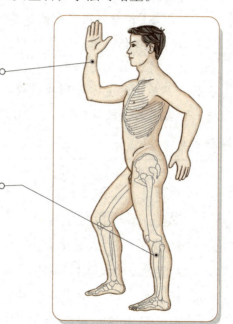

3.揉按腹部：两手交叉，男右手在上，左手在下；女左手在上，右手在下。以肚脐为中心揉按腹部画太极图，顺时针36圈，逆时针36圈；此法可止痛消胀，增进食欲。

【功效】健脾养胃、宽胸理气、和胃止呕。

患了老胃病，用老姜食疗最管用

患者小档案

症状：慢性胃炎、胃痛、胃肠易反酸，常有不适感。

管用小偏方：

1.买上好的老姜，用小火烤干，切成细块，带汁放入绵白糖内沾一下，放入烧至六七成热的油锅里，炸至姜片颜色变深出锅。每次2片，饭前热吃，一日3次。10天左右见效。

2.取生姜适量不用水洗，放入灶心去煨，用烧过的木炭或木柴之红火炭埋住，次晨将姜取出，姜已煨熟，刮除外面焦皮，也不必水洗，再把姜切成薄片，如姜中心未煨熟，把生的部分去掉，然后拿适量冰糖研碎成粉，与姜片混合，盛于干净的瓶中，加盖盖好。约过1周，冰糖溶化而被姜吸收，取姜嚼食，每日2~4次。

　　马大爷是一个闲不住的人，虽说已经退休了，但还是想去上班，说在家待着没什么意思，还不如找个临时工去上班。于是，他便找了个给人送餐的工作，每天要给一家工地送三回餐。虽然老板管饭，但毕竟马大爷年龄大了，胃肠也不好，每回送晚餐回来，肚子早饿得咕咕叫，然后狼吞虎咽地吃饭。结果没几天，马大爷的老胃病犯了，疼得他不能去上班了，虽然吃了药，但还是不管事。家人赶紧陪他来到我的诊所，让我给他诊治一下。

　　来到诊所，我先给马大爷用黄连和生姜泡了一杯茶，让他趁热喝下去，开始他还有些疑问，怎么不给他开药，而让他喝茶。我让他先喝，然后再慢慢告诉他。马大爷喝完后，说："现在可以告诉我了吧？"我点点头，问道："胃感觉怎么样了？"马大爷说："好多了，不那么疼了。"

我告诉马大爷，临床上治疗慢性胃炎，最关键的是杀灭幽门螺杆菌，但如今滥用抗生素的现象普遍存在，幽门螺杆菌耐药性的问题也日益突出，因此病情轻者不必将其作为治病首选。我之所以给马大爷喝黄连姜茶，是因为黄连可有效杀死胃肠中的幽门螺杆菌，但是如果单用黄连泡水，喝起来太苦，很多人受不了这种苦味，如果加上温胃养胃的老姜，味道就好多了。

中医认为，老姜是一副治疗胃病的良药。早在元代吴瑞的《日用本草》中就有生姜"去腹中寒气"的记载。生姜切片晒干，名为干姜，是味常用中药，温胃之力更强，金元名医李杲说它具有"辛热散寒，除胃冷而守中"的特点。所以，寒痛的胃炎与胃溃疡患者，可试一试生姜疗法。

具体做法：

1.买上好的老姜，用小火烤干，切成细块，带汁放入绵白糖内沾一下，放入烧至六七成热的油锅里，炸至姜片颜色变深出锅。每次2片，饭前热吃，一日3次。10天左右见效。

2.取生姜适量不用水洗，放入灶心去煨，用烧过的木炭或木柴之红火炭埋住，次晨将姜取出，姜已煨熟，刮除外面焦皮，也不必水洗，再把姜切成薄片，如姜中心未煨熟，把生的部分去掉，然后取适量冰糖研碎成粉，与姜片混合，盛于干净的瓶中，加盖盖好。约过1周，冰糖溶化而被姜吸收，取姜嚼食，每日2~4次。

马大爷听了以后，回去按着这两个方子吃了一段时间，明显感觉好多了，继续服用不到两周，马大爷感觉自己又活力四射了，只不过这次，他不再去上什么班了，决定参加社区举办的中老年俱乐部，给自己的晚年生活找点乐。

老中医推荐增效食疗方

炒南瓜

【做法】嫩南瓜750~1000克，菜油50毫升，精盐、葱花各少许。将嫩南瓜连皮洗净，切细丝，摊在太阳下晾晒半天。炒锅上火，放入菜油，烧热，倒入南瓜丝，用旺火速炒2~3分钟，撒上精盐，颠翻炒匀，放入葱花，再颠翻两下，出锅即成。

【功效】南瓜性温味甘，有消炎止痛、补中益气、解毒杀虫等功效。并且南瓜中所含的果胶可保护胃肠道黏膜免受粗糙食物的较强刺激，对慢性胃炎有很好的疗效。

生姜大枣汤

【做法】生姜120克，大枣500克。将生姜洗净切片，同大枣一起煮熟。每日吃3次，每次吃大枣10余枚，姜1~2片，吃时用原汤炖热，饭前饭后吃均可。数次后煮枣汤渐甜，每次服此汤更好。

【功效】健脾温胃。适用于慢性胃炎属脾胃虚寒型。

红枣益脾糕

【做法】干姜1克，红枣30克，鸡内金10克，面粉500克，白糖300克，发面适量（用酵母发面）。干姜、红枣、鸡内金放入锅内，用武火烧沸后，转用文火煮20分钟，去渣留汁。面粉、白糖、酵母放入盆内，加药汁，清水适量，揉成面团。待面团发酵后，做成糕坯。将糕坯上笼用武火蒸15~20分钟即成。每日1次，作早餐食用。

【功效】适用于慢性胃炎。

消化道溃疡，食疗妙方帮你养胃

患者小档案

症状：消化道溃疡，伴有胃痛、反酸、恶心、呕吐等症状。

管用小偏方：

取新鲜莲藕300克，小米60克，莲藕去皮洗净，切碎，小米洗净，将两种食材一同放入豆浆机中，加水至上下水位线之间，接通电源，按"营养米糊"键，约20分钟后，美味又营养的米糊就做好了。

一次，我坐火车去广州进修学习。在车厢有一位40多岁的女士引起了我的注意，她看起来很清瘦，脸色发黄，一路上除了喝点热茶外，很少吃东西，开始我以为她是没带什么吃的，但打听后才知道，她患有消化道溃疡，火车上的一些方便食品，她都不能吃，而且每次一吃凉的、较硬的食物，胃就开始发胀、反酸，有时甚至会引发胃痛。

看见她这样，我心里莫名地想帮她，也许这就是医者之心吧！我告诉她，她的病是可以治好的，但要特别注意养。我给她推荐了一个养胃的食疗方，叫藕粉米糊。

具体做法：取新鲜莲藕300克，小米60克，莲藕去皮洗净，切碎，小米洗净，将两种食材一同放入豆浆机中，加水至上下水位线之间，接通电源，按"营养米糊"键，约20分钟后，美味又营养的米糊就做好了。

在此，特别提醒常有胃痛、反酸、呕吐、呃逆的中老年朋友，年轻时，拼搏让你患上了胃病，但是只要你从现在开始注重养胃，身体的病痛会一点点地减轻。

🏅 菜心锅巴饭

【做法】黄色锅巴200克，白菜心100克，虾米6克，调味品适量。白菜心洗净、切碎备用。将锅巴放入铁锅内，加冷水400毫升，用中火烧开煮烂，约沸5分钟，然后放入白菜心、虾米、猪油和盐，再煮5分钟，作主食进餐。

【功效】白菜能够解热除烦、通利肠胃，白菜中含锌，能促进溃疡愈合，并能抗癌、抗衰老。常食本品，可补气止酸、愈合溃疡。适用于消化性溃疡患者食用。

🏅 胡椒鸡肉

【做法】鸡肉250克，胡椒根30克。将鸡肉洗净，用开水汆过；胡椒根洗净，切碎。把全部用料一起放入锅内，加清水适量。大火煮沸后，用小火煮1～2小时，调味即可。随量饮汤食肉。

【功效】补益脾胃，温中止痛。适用于胃溃疡所引起的胃脘疼痛、喜温喜按、得温或按之痛减、面色萎黄、口淡流涎、饮食减少。

🏅 生姜羊肉汤

【做法】羊肉120克，生姜15克，胡椒10克，陈皮6克。将羊肉洗净、切块，起锅下羊肉爆干水分，取出；然后下少许油、姜，再下羊肉爆炒至香气大出，取出备用。把胡椒、陈皮、生姜洗净，与羊肉一起放入锅内，加清水适量，大火煮沸后，小火煮1～2小时，调味即可。随量饮汤食肉。

【功效】温中助阳，散寒止痛。适用于消化道溃疡、慢性胃炎等所引起的脘腹冷痛。

打嗝不断，试试八角茴香汤

患者小档案

症状：打嗝不断。

管用小偏方：

取生八角茴香100克，用两碗水煎至一碗时，再加些蜂蜜煮沸，调好服用。

前几天，接诊了一位打嗝不断的患者，他从进门起就打嗝不停。我站起身给他倒杯热水，看着他喝了点水，这才稍微好了一点。

打嗝，医学上称之为"呃逆"，指气从胃中上逆，喉间频频作声，声音急而短促。偶然发生的呃逆，一般不需要治疗，大多会自行消失；但如果频繁发生就需要注意了。

待他冷静下来，我又看了一下他的舌苔，上面像是积了一层霜，我因此诊断出他可能是因胃受寒而引起了打嗝症状，于是我就给他推荐了一个老偏方。

具体做法：取生八角茴香100克，用两碗水煎至一碗时，再加些蜂蜜煮沸，调好服用。

八角茴香具有强烈香味，有驱虫、温中理气、健胃止呕、祛寒、兴奋神经等作用。这个偏方非常适合他这种胃寒型的打嗝症状。

这位患者回去后，连续服用了一个月左右，他来诊所复查，打嗝的毛病完全消失了，他还告诉我，现在他胃口也好了许多，看着他乐呵呵的样子，我也替他高兴。

老中医推荐增效食疗方

🏆 素炒苦瓜

【做法】苦瓜250克,青辣椒2枚,菜油、葱各少许。将苦瓜与青辣椒共切丝,与菜油、葱同炒,放入食盐即可。

【功效】泻胃热,降逆气。苦瓜清降胃气,止呃逆,可作胃火上逆、消化不良患者的食疗良方。

🏆 苏叶黄连羊肉汤

【做法】苏叶5克,黄连16克,羊肉250克。苏叶、黄连煎汤去渣,再以药汤文火炖羊肉,待肉烂熟后,以汤泡素饼食用。

【功效】抑肝和胃,降逆止呕。苏叶和胃理气;黄连苦寒以降胃气;羊肉补中益气。凡肝气犯胃、胸闷呃逆者,可服食之。

🏆 干姜粥

【做法】干姜、高良姜各3克,粳米60克。先煎干姜、高良姜取汁,去渣,再入粳米,同煮粥,早晚各服1次。

【功效】温中和胃,祛寒止痛。适用于脾胃虚寒、脘腹冷痛、呕吐、呃逆、胃部不适者。

参芪炖老母鸡，治疗胃下垂的良方

患者小档案

症状：胃下垂，伴恶心、嗳气、厌食、便秘等症状。

管用小偏方：

用红参12克，黄芪30克，老母鸡肉500克，加水适量，食盐少许，隔水炖2小时，分早晚2次喝汤吃肉，每周1剂，连服6周，治疗胃下垂。

老梁是名司机，经常吃饭没个正点，胃部总爱犯毛病，每次他也不当回事，胃部不舒服了就吃点药，又接着开车去了，结果前两年患上胃下垂。他的形体消瘦，耐不住高强度工作。稍食则饱，少食又易饿，且双手乏力发抖，有时还冒虚汗，个人生活深受困扰。后来，经一位朋友介绍，到我这里看病。我了解了他的情况后，推荐他用红参肉汤。

具体做法：红参12克，黄芪30克，老母鸡肉500克，加水适量，食盐少许，隔水炖2小时，分早晚2次喝汤吃肉，每周1剂，连服6周，治疗胃下垂。

中医学认为，胃下垂者乃中气下陷，脾气不升，而至阳气不举，故有饥饿后手抖动或冒汗之症候。西医无特别疗法，中医则强调补气。如确诊是胃下垂，最需劳逸结合，方能不至于加剧疾患。人参、黄芪两药均系甘温补中益气之良药，老母鸡肉味甘性温，调补脾胃，与人参、黄芪合用，共补脾胃、益中气，有升举胃体之效。常人食用，也能强身健体。

胃下垂病人需注意，晚餐前不能饥饿过度，因为饥饿过度会导致胃部机能的退化，如此一来，身体更无力吸收营养，如此日积月累，必定加剧胃下垂疾患。

老中医推荐增效食疗方

一 黄芪鹌鹑汤

【做法】鹌鹑2只，黄芪15克，白术12克，生姜3片。将鹌鹑宰杀，去毛、肠杂，洗净；把黄芪、白术洗净，切碎，塞入鹌鹑腹内，以线缝合，与生姜一起放入锅内，加清水适量，武火煮沸后，文火煮1.5小时，调味即可。随量食肉饮汤。

【功效】补中益气，健肠止泻，缓解胃部不适，治疗胃下垂。

二 鲫鱼黄芪汤

【做法】鲫鱼500克，黄芪40克，炒枳壳15克。将鲫鱼洗净，同两味中药加水煎至鱼熟烂。食肉饮汤，每日2次。

【功效】补中益气。治胃下垂、脱肛等。

三 荷叶蒂炖莲子

【做法】新鲜荷叶蒂4个，莲子60克，白糖适量。将荷叶蒂洗净，对半切两刀，备用。莲子洗净，用开水浸泡1小时后，剥衣去心。把上两者倒入砂锅内，加冷水2大碗，小火慢炖2小时，加白糖1匙，再炖片刻，离火。当点心吃。

【功效】补心益脾，健胃消食。对脾虚气陷、胃弱食滞的胃下垂患者有一定效果。

核桃、菠菜治便秘，排出毒素一身轻

患者小档案

症状：便秘，伴有大便干燥，心烦气躁，易发脾气。

管用小偏方：

1.常食核桃。每天早晚各吃几块核桃或者闲时随意吃点，每天控制在半两之内为佳。

2.巧食菠菜。我国民间常有人取新鲜菠菜洗净，放入开水中烫2～3分钟，取出切碎后，用少许麻油、精盐、味精拌食。每日1～2次。

王师傅是一家知名酒楼的厨师，40多岁，虽然事业有成，但却有个心结，就是不知从何时开始自己有了便秘的毛病，每次在排便的时候，总是上演"千呼万唤始出来"的闹剧，平时还伴随有腹部胀满、头昏乏力等症状。

他听一位朋友说我这里有偏方很管用，于是抱着试一试的想法找到了我，我了解了他的病情后，给他推荐了两个偏方。

具体做法：

1.常食核桃。每天早晚各吃几块核桃或者闲时随意吃点，每天控制在半两之内为佳，对于治疗中老年便秘很有疗效。这是因为核桃内含有丰富的核桃油，还有大量的粗纤维。吃进肚子里，核桃油能软化大便，润滑肠道。此外，粗纤维能吸水膨胀，刺激肠道运动，从而达到治疗便秘的效果。

2.巧食菠菜。我国民间常有人取新鲜菠菜洗净，放入开水中烫2～3分钟，取出切碎后，用少许麻油、精盐、味精拌食。每日1~2次，连吃数天，能够充分发挥刺激肠蠕动、软化大便的作用，达到通便的效果。

老中医推荐增效食疗方

首乌红枣粥

【做法】何首乌30克，红枣10枚，冰糖适量，粳米60克。先将何首乌水煎取药汁，再与红枣、粳米共煮成粥，粥成入冰糖，溶化后服食。

【功效】补血益气，润肠通便。适用于血虚便燥。

黄芪笋鱼汤

【做法】黄芪10~20克，党参15~30克，黑芝麻12~24克（布裹），玉竹15~30克，陈皮5克，笋壳鱼100~150克。煲汤即可。

【功效】生津止渴，健脾补虚，润肠通便。适用于气虚便燥、津液不足之便秘。

芝麻核桃粉

【做法】黑芝麻、核桃仁各等份。炒熟，研成细末，装于瓶内。每日1次，每次30克，加蜂蜜适量，温水调服。

【功效】补益壮阳，健脾补虚，润肠通便。适用于阳虚冷秘。

腹泻别慌，简单食疗方帮你止泻

患者小档案

症状：腹泻，畏寒怕冷，肾阳不足。

管用小偏方：

取小米适量，研成粉末，放置锅内用文火炒至微黄，随即加适量的水和糖煮成糊状，稍凉后服下，每日2~3次。

詹奶奶有常年腹泻的毛病，也许是因为人年纪大了，脾胃虚引起，炎热的夏天，吃两口西瓜，都会让她腹泻好几次，原来她也没把腹泻当回事。可就在前几天，詹奶奶因为腹泻，差点晕倒，这可急坏了儿子儿媳，赶紧送医院抢救。检查后医生说，老人因为长期腹泻，有些营养不良，要赶紧给老人输一些营养液，使机体能正常运转，回家后，要尽量照顾好老人的膳食，让老人多喝点有营养的汤羹，特别要注意詹奶奶大便情况，不能让患者再腹泻了。虽然医生这么嘱咐了，可家人却不知道怎么止泻，难道要一直服用止泻药吗？老人本来就有胃病，总吃药止泻的话，可能会引起别的疾病。无奈之下，找到了我这里，咨询有没有不吃药就能止泻的办法。我根据詹奶奶的情况，给她推荐了小米调养方。

具体做法：取小米适量，研成粉末，放置锅内用文火炒至微黄，随即加适量的水和糖煮成糊状，稍凉后服下，每日2~3次。这种焦米糊甜甜的，且有焦米香，能吸附肠腔内腐败物质，有健脾和胃、补益虚损、去毒止泻的功效，腹泻自然不药而愈。

此外，也可以取苹果1个，连皮带核切成小块，置温水中煮3~5分钟，待温后食用，每日2~3次，每次30~50克。值得注意的是，在食用煮熟的苹果时，不宜加蔗糖调味，否则会加重腹泻。

老中医推荐增效食疗方

🏅 莲子大枣汤

【做法】莲子、大枣、薏米、怀山药各40克，百合、沙参、芡实、玉竹各20克。洗净入锅，加水煮汤，连汤带渣服食。

【功效】健脾止泻，滋阴润肺，除烦安神。适用于慢性腹泻、体虚多汗、夜间口干失眠、梦多、男子遗精梦泄、妇女白带淋漓等症。

🏅 黄瓜叶汁

【做法】新鲜黄瓜叶适量。将叶上的绒毛刷掉后用清水洗净，捣碎挤汁，盛于碗内，再取等量蜂蜜(约3汤匙)与黄瓜叶汁混合搅匀，1次服下，多则2次即可痊愈。

【功效】补脾益肾，涩肠止泻，抗衰老。治疗脾虚慢性腹泻、大便溏稀、失眠梦多、夜多小便等症。

🏅 胡椒煨鸡蛋

【做法】胡椒7粒，鸡蛋1枚。将鸡蛋打1孔，胡椒研为细末，放入蛋中，湿纸封口，蛋壳外用湿白面团包裹3~5毫米厚，放于木炭火中煨熟，去壳，空腹白酒送服。1日3克。

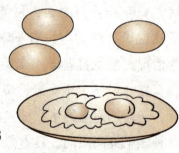

【功效】散寒温中、止泻。

【泌尿系统】小偏方

很多中老年人都有这样的感受，人老了，什么尿频、尿急、肾炎、前列腺炎等病症也随之发生，其主要原因就是泌尿系统出了问题。生活中，您不妨试试下面所说的小偏方，不仅能快速治疗小毛病，还能防止身体出现大的病症。

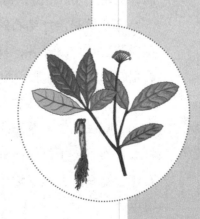

荸荠金钱草汤，治好你的肾结石

患者小档案

症状： 肾结石，常伴有放射性疼痛、背痛、腹痛、腰痛。

管用小偏方：

荸荠金钱草汤，取荸荠90克，金钱草、生大黄各30克。水煎成汁后，去渣，分成3份，每日服3次。

秦大伯今年50岁了，身体很好，每天早晨都能看见他在广场上打太极拳，可最近这几天却没见他出来。正巧早晨上班时，碰见秦大伯的儿媳，我便问了一下，这才知道原来秦大伯上周总是肚子胀，肚子痛，于是便去医院检查，原来左肾竟然有一颗0.6厘米×0.5厘米大小的结石，这可把秦大伯吓了一跳。晚上，在儿子、儿媳的陪同下，秦大伯来到了我的诊所。我先看了看病例诊断，然后告诉秦大伯不要有心理负担，他的肾结石并不大，如果能按时服药并搭配对症的食疗，是可以治好的。听了我的话老人似乎有了些精神，连连点头。我推荐老人常喝荸荠金钱草汤。

具体做法： 取荸荠90克，金钱草、生大黄各30克。水煎成汁后，去渣，分成3份，每日服3次。

金钱草是治疗结石病的良药。它具有清热解毒、散瘀消肿、利湿退黄之功效。荸荠，具有凉血解毒、利尿通便等功效，缓解肾结石引起的腰痛、腹胀、腹痛、小便短赤等症状。

秦大伯听后，感觉有道理，于是说一定按照我说的去做，坚持吃药，喝荸荠金钱草汤。大概过了两周，我又看见秦大伯在广场上打太极拳了，于是上前询问病情，秦大伯说身体舒服多了，虽然结石还没完全好，但感觉生命在于运动，我这多运动，也许这病会好得更快。

这里再多说几句，要想彻底与肾结石说拜拜，需要养成良好的日常习惯。一是多喝水，避免尿液过分浓缩，防止尿中晶体沉积；二是减少高尿酸及高草酸等食物的摄取，例如少吃豆腐、少喝浓茶等；三是定期进行尿常规检查，及早发现并进行治疗。

老中医推荐增效食疗方

🏅 冬瓜炖鲤鱼

【做法】鲤鱼1条，黄豆50克，冬瓜200克，葱白适量。鲤鱼刮鳞去内脏，同黄豆、冬瓜共煮汤，调入葱末、食盐少许食用。每天1剂，半月为1个疗程。

【功效】消痞散结，利尿通淋。对肾结石水肿者较适宜。

🏅 白糖拌芹菜

【做法】芹菜100克，白糖20克。芹菜切碎挤汁，每次15毫升，加糖调味饮服。每天两三次，10天为1个疗程。

【功效】消痞散结，利尿通淋。缓解肾结石症状，对伴有高血压的肾结石患者有效，但低血压者忌食。

🏅 绿豆藕节大枣饮

【做法】绿豆、藕节各20克，大枣10枚。将上述三味同煎服。每天2次，10天为1个疗程。

【功效】清热解毒，消痞散结，利尿通淋。对肾结石伴血尿者适宜。

小小车前草，让你远离尿道炎的困扰

患者小档案

症状：尿道炎，伴有尿急、尿痛感。

管用小偏方：

车前草汤，将车前草放入砂锅中水煎成汁，每日1剂，分3次服完。

蕙兰是我的一位同事，她老公前阵子出差回来，不知怎么患上了尿道炎，小便频繁、尿急，小便时会感到又痛又痒，他知道自己肯定是尿路感染了，虽然自己老婆是大夫，但怕妻子生疑，想是自己在外面干了"坏事"，不敢告诉老婆。于是，自己悄悄服用一些消炎药，但是一周下来也不见好转，他便悄悄地给我打了电话，问我有没有什么偏方能治他这病。结果，我一张口便说："你老婆也是大夫，让她回家给你治吧。"然后，我调侃着告诉蕙兰，她老公可能患上了尿道炎，嘱咐她下班时，拿点车前草回家，给她老公服用。

具体做法：鲜车前草1000克（干品约150克），猪小肚6个，赤小豆50克，蜜枣2个，陈皮1/3个（去囊），姜1大片；白胡椒10粒（拍碎）。此为6人次的量。猪小肚剪开冲净，用食盐或生粉反复洗净；车前草、赤小豆洗净浸泡备用；将洗净的材料放入瓦煲内，放适量的水煲滚，大火煲2~3小时，放盐调味即可。

蕙兰下班到家后，见老公难受的样子，先安慰了一下，然后郑重地告诉他说："我这里有个良方，如果1剂不好的话，必定是你在外面干了坏事。"她老公听后，虽然没说什么，但还是想1剂能治好自己的病，毕竟自己没有做对不起妻子的事。他照妻子煎熬的药服用，每日3次（3大碗），结果第二天就痊愈了。

老中医推荐增效食疗方

🍵 莲藕甘蔗饮

【做法】莲藕绞汁1小茶杯，和甘蔗汁1小茶杯混合。每日分3次喝完。

【功效】生的莲藕汁与甘蔗汁有清热消炎的功能，用来治疗膀胱炎和尿道炎颇有奇效。

🍵 车前子粥

【做法】车前子30克，粳米100克。将车前子用布包好后煎汁，再将粳米入车前子煎汁中同煮为粥，每日早晚温热食。

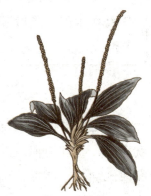

车前草

【功效】利水消肿，养肝明目，祛痰止咳。适用于老年慢性气管炎及高血压、尿道炎、膀胱炎等。

🍵 半边莲茶

【做法】半边莲25克，冰糖适量。把半边莲洗净，切成5厘米的段，放入砂锅中，加水250毫升，大火烧沸，再用小火煮25分钟即成。

【功效】凉血解毒，利尿消肿。适用于老年慢性气管炎及高血压、尿道炎、膀胱炎等。

慢性肾炎，喝粥最补

患者小档案

症状：慢性肾炎。

管用小偏方：

在调理慢性肾炎期间，女性一定要兼顾养阴，男性一定要兼顾养阳。平时可多服食荠菜粥、生姜大枣粥、黑芝麻茯苓粥。

年轻时，王大爷身体一直不错，为了照顾年迈的父母，抚育儿女，把大多的精力都用在了家人身上，出现感冒、发烧等小病就自己扛一扛。但就在去年，他总感觉反复腰痛、腰酸，低烧，面部水肿也很严重，到医院检查后诊断为慢性肾炎，住院、用药治疗一段时间后，仍然时轻时重，反复发作，钱花了不少，但效果不好。他于是辗转找到我，询问有何方法控制病情。

我推荐了几则适用于慢性肾炎患者的粥食疗方。

具体做法：

1.荠菜粥：鲜荠菜90克，粳米100克。将鲜荠菜择选干净，切成2厘米的段；将粳米淘洗干净，放入锅中，加水适量；把切好的荠菜放入锅中，置武火上煮沸，再用文火熬煮至熟，即可食用。每日2次，温热服食。适用于慢性肾炎、水肿及肺、胃出血等症。

2.生姜大枣粥：鲜生姜12克，大枣6枚，粳米90克。生姜洗净后切碎，用大枣、粳米煮粥。每日2次，早晚餐服用，可常年服用。适用于慢性肾炎引起的轻度水肿、面色萎黄等症。

3.黑芝麻茯苓粥：黑芝麻6克，茯苓20克，粳米60克。茯苓切碎，放入锅内煎汤；再放入黑芝麻、粳米煮粥即成。每日2次，早晚餐服用，连服15天。适用于慢性肾炎引起的精神萎靡患者。

老中医推荐增效食疗方

🏅 玉米粥

【做法】玉米碴或面50克，盐少许。玉米碴加适量水煮成粥后，加盐少许即成。空腹食用。

【功效】滋补肝肾，活血化瘀。对慢性肾炎有辅助治疗的效果。

🏅 熟地山药蜜

【做法】熟地黄、怀山药各60克，蜂蜜500克。熟地黄、怀山药快速洗净，倒入瓦罐内，加冷水3大碗，小火约煎40分钟，滤出头汁半碗。再加冷水1大碗，煎30分钟，至药液半碗时，滤出，弃渣。将头汁、二汁、蜂蜜调匀，倒入瓷盆内加盖，不让水蒸气进入。用旺火隔水蒸2小时，离火，冷却，装瓶，盖紧，每日2次，每次1匙，饭后温开水送服。

山药

【功效】本方对于慢性肾炎病久体弱者有调养作用。

🏅 赤豆桑白皮汤

【做法】赤小豆60克，桑白皮15克。加水煎煮，去桑白皮，饮汤食豆。

【功效】对慢性肾炎体表略有水肿、尿检又常有少许脓细胞者有疗效，用作辅助治疗，甚为适宜。

第四章 【泌尿系统】小偏方

小便赤涩、淋痛不用愁，竹叶茶除病快

患者小档案

症状：小便赤涩、淋痛。

管用小偏方：

取10克淡竹叶，放入茶杯中，用沸水冲泡，加盖闷约10分钟，即可饮用。一般可冲泡3～5次，最好能频饮，效果更佳。

金先生是我的一位患者，他常到诊所来抓淡竹叶回去。因为每到盛夏，金先生的小便赤涩症就会时不时地发作，他也去过医院检查，医生说没什么大事，只是因为金先生本身体内阳气盛、血热，到了夏天，这种症状会更胜，除了小便赤涩外，有时上火、口舌生疮，小便还会感到灼痛。后来，看到我的诊所，便抱着试一试的态度来看病。当时，我了解了金先生的病情后，便推荐他常用淡竹叶去泡茶，并让他在家里常备。

具体做法：取10克淡竹叶，放入茶杯中，用沸水冲泡，加盖闷约10分钟，即可饮用。一般可冲泡3～5次，最好能频饮，效果更佳。

淡竹叶别名长竹叶，味甘淡，性寒凉。归心、胃、小肠经。能清热除烦，利尿。主要用于热病烦渴、小便赤涩淋漓、口舌生疮等。

老中医推荐增效食疗方

淡竹叶西瓜蜜汁

【做法】淡竹叶、白茅根各50克，西瓜300克，甘草5克，蜂蜜少许。淡竹叶、白茅根冲净，甘草、西瓜连皮一起放入1000毫升的水中，水煎成汁，去渣后，加入适量蜂蜜，代茶饮用。

【功效】解烦止渴，清心火，解暑热，利尿通淋。治疗小便赤涩、淋痛。

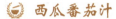 西瓜番茄汁

【做法】西瓜、番茄各适量。西瓜取瓤，去籽，用纱布绞挤汁液。番茄先用沸水烫，剥去皮，去籽，也用纱布绞挤汁液。二汁合并，代茶饮用。

【功效】清热解毒，祛暑化湿。治夏季感冒，症见发热、口渴、烦躁、小便赤热、食欲不佳、消化不良等。

旋车汤

【做法】旋花茄、车前草各15克。以上2味药切碎水煎服，每日1剂，分3次温服。

【功效】清热利湿，解毒消炎。治膀胱炎、尿道炎引起的尿急、尿频、尿痛，以及体内热盛引起的小便热痛、小便出血等症。

甘草

韭菜食疗，治好了老年尿频的毛病

患者小档案

症状：老年尿频，夜尿频多，肾虚。

管用小偏方：

将大米100克，加水煮成粥时，放入韭菜、熟油、精盐同煮，熟后温热食用。每日2次，连食6天就好。

玲珑是我从小的玩伴，十多年前，她爸妈离婚，她就一直跟着外婆生活，她外婆是个非常固执的人，近年来她外婆出现了尿频的毛病，有时候一晚上要上四五次厕所，真的是苦不堪言。她陪着外婆也去过几回医院，但每次检查回来，医生开的药，老人都没有吃过，这让玲珑很担心，她想起我是学医的，便给我打了电话，问我有没有偏方可以治疗她外婆的尿频症。

我了解情况后，推荐她用韭菜食疗，治疗她外婆的尿频。

具体做法：取新鲜韭菜60克，洗干净切段。将大米100克，加水煮成粥时，放入韭菜、熟油、精盐同煮，熟后温热食用。每日2次，连食6天就好。

后来，听玲珑说，她外婆连续服用了2个月后，尿频症状基本好了，小便的次数基本上与正常人无异。为了不让她外婆的尿频症再犯，我还让她平时多给老人吃一些补肾强身的食物，如羊肉、牛肉、糯米、鸡内金、鱼鳔、山药、莲子、韭菜、黑芝麻、桂圆、乌梅等。

老中医推荐增效食疗方

枸杞羊肾粥

【做法】枸杞叶250克，羊肾1只，羊肉100克，粳米约150

克，葱白2根，盐少许。将羊肾剖洗干净，去内膜，细切，再把羊肉洗净切碎。用枸杞叶煎汁去渣，同羊肾、羊肉、葱白、粳米一起煮粥，待粥成后，加入细盐少许，稍煮即成。

【功效】益肾阴，补肾气，壮元阳。适宜于肾虚劳损、阳气衰败、腰脊疼痛、腿脚痿弱、头晕耳鸣、听力减退或耳聋、阳痿、尿频或遗尿等症。

附片羊肉汤

【做法】白附片15克，栗子（去壳、衣）、薏苡仁各50克，羊肉500克，生姜、葱、胡椒、盐各适量。将羊肉置沸水中略煮，取出羊肉切成小块，与白附片、栗子、薏苡仁及姜片、葱段、胡椒共炖至羊肉熟烂，再入食盐少许调味。食羊肉饮汤，分3～4次服食。

【功效】温肾助阳，补血益气，健脾祛湿。适用于更年期综合征，症见面色晦暗、精神不振、形寒肢冷、纳呆腹胀、夜尿多或尿频失禁或带下清稀等。

荔枝枣泥羹

【做法】荔枝、红枣各20枚，白糖少许。将荔枝去皮、核，红枣去核捣成枣泥，加清水适量、白糖少许，入锅中煮熟即成。空腹食用。

【功效】补脾生血，止遗尿。适宜于消化不良、食少纳呆、贫血出血、夜间尿频等患者经常食用。

前列腺增生，三七洋参散帮你治好

患者小档案

症状：前列腺增生，口渴咽干，烦闷气短，尿频，尿急，血压波动大。

管用小偏方：

取三七、西洋参各15克，分别研粉混匀。每次用温开水冲服2克，每日1次（病程较长，小便点滴而出者每日2次），15天为一个疗程。一般2~3个疗程即可痊愈。

两年前，小区的刘大爷找我看病，说他总是口渴咽干、烦闷气短，更要命的是尿频、尿急，白天跑一跑大不了就是耽误点时间，晚上起夜不仅影响休息，还容易造成血压波动，这给临近花甲的他造成了很大的困扰。为此，他打过消炎针，也吃了不少药。虽然每次都能消除症状，但是一段时间后又会复发，总是断不了根。

那么，有没有一种不用动刀不用手术就可以治疗前列腺增生的疗法呢？

有！我给了刘大爷一则偏方，叫他回去试用。

具体做法：取田七（三七）、西洋参各15克，分别研粉混匀。每次用温开水冲服2克，每日1次（病程较长，小便点滴而出者每日2次），15天为1个疗程。一般2~3个疗程即可痊愈。方中田七（三七）为散瘀消肿之药，且能止血定痛，西洋参有补气生津、养心益肺、清热除烦之效。二者合用，既能活血祛瘀，又可滋阴益气，祛邪兼顾扶正，能减轻或消除前列腺增生引起的各种症状，尤其对心肺阴虚型（或阴虚火旺型）患者效果较佳。

再次见到王大爷时，他刚刚从公园晨练回来，脸色红润，声音铿锵有力，一点都看不出曾患有前列腺增生。

老中医推荐增效经穴方

【操作】

1.选穴：背部：项丛刮、太阳刮、肾俞穴、骶丛刮。

　　　　下肢：三阴交、太溪穴、血海穴、阴陵泉、足三里。

　　　　腹部：天枢穴、关元穴。

　　　　上肢：内关穴、神门穴。

2.方法：适量抹油，切忌干刮，按此顺序刮拭即可。刮痧出现的血凝块（出痧）不久即能溃散。形成一种新的刺激因素。

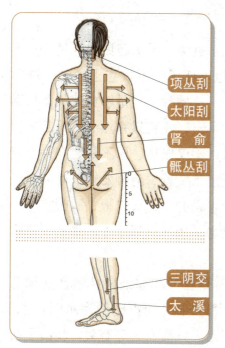

项丛刮
太阳刮
肾　俞
骶丛刮
三阴交
太　溪

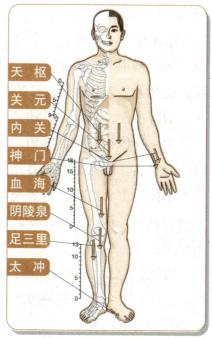

天　枢
关　元
内　关
神　门
血　海
阴陵泉
足三里
太　冲

【功效】刮痧不但可以刺激免疫功能，使其得到调整，还能通过神经传导作用于大脑皮质，调节大脑的兴奋与抑制及内分泌平衡进行调节，从而对前列腺增生辅助治疗发挥很好的作用。

向日葵盘熬水，慢性前列腺炎好得快

患者小档案

症状：慢性前列腺炎，伴有尿频，尿不尽，肾虚。

管用小偏方：

取向日葵盘（干）3克，用凉水洗净放入杯中，水开沏泡，随喝随沏，代茶饮用。

钱老板是一家企业的老总，生意场上无法避免的就是大鱼大肉，可这样时间一长，身体可撑不住了，不仅患上了"三高"症，还缠上了前列腺炎这个麻烦，开始时，只是感觉尿频，每回想上厕所小便，可跑去了却又尿不出，或者只有点滴，可后来情况严重，身体状况一日不如一日，不仅尿频、尿不尽，有时小便时还会疼痛，而且运动一会儿就感到疲惫、腿脚发软。难道自己患上了什么重大疾病？抱着一颗忐忑的心，钱老板去了医院，一系列检查后，询问医生得知自己患了慢性前列腺炎。那么该怎么治疗呢？

慢性前列腺炎分为细菌性前列腺炎和非细菌性慢性前列腺炎。其中，非细菌性的慢性前列腺炎临床所占比例为90%以上。这种类型的前列腺炎多与肾气不足、气滞血瘀等有关。我给了钱老板一个方子。

具体做法：取向日葵盘（干）3克，用凉水洗净放入杯中，水开沏泡，随喝随沏，代茶饮用。饮此水当天见效，尿频、尿急、尿不尽、尿痛症状消失；3天后夜尿清澈不浑浊；连饮5天，就可治愈前列腺炎。之所以有此效果，是因为向日葵盘能激活和增强机体的非特异性抗炎作用。

老中医推荐增效食疗方

🏆 车前发菜饮

【做法】车前子、发菜各10克，冰糖适量。将车前子用纱布包扎好，与发菜一起，适量加水，武火煎沸后，改用文火煎煮半小时，捞出纱袋，加入冰糖，待糖溶化，煮沸片刻后，即可服食。

【功效】健脾除湿，利水消肿。车前子、发菜味甘性寒，有清热利尿的作用，发菜还有消瘿散结之功。二味配伍，适用于前列腺炎。

🏆 枸杞肉丁

【做法】猪后腿肉250克，枸杞15克，番茄酱50克，黄酒、姜、白醋、白糖各适量。猪腿肉洗净切成小丁，用刀背拍松，加酒、盐、湿淀粉拌匀，腌渍15分钟后滚上干淀粉，用六七成热的油略炸捞起，待油热后再炸一次捞起，使肉至酥为止，捞起盛盘。枸杞磨成酱，调入番茄、白糖、白醋成甜酸卤汁，倒入余油中翻炒至稠浓，投入肉丁拌和。佐餐食。

【功效】补肾精，滋肾阳。适用于前列腺炎。

老中医推荐增效经穴方

【操作】

1. 选穴：背部：肾俞穴、膀胱俞穴。

　　　　腹部：气海穴、关元穴、中极穴。

　　　　下肢：阴陵泉穴、三阴交穴、太溪穴、太冲穴。

2. 方法：刮痧前适当抹油，按此顺序刮痧能起到很好的辅助治疗作用，各穴刮拭5次左右，期间营养做相应补充。

【功效】气海以温补下焦达到补肾气，理下焦通之效；关元等穴通调下焦之气而利湿热。

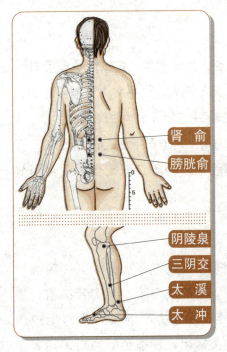

肾 俞
膀胱俞

阴陵泉
三阴交
太 溪
太 冲

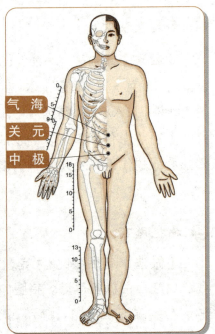

气 海
关 元
中 极

第五章

【生殖系统】小偏方

人到中年的你是否常常会感到生活疲惫，尤其是自己患上生殖系统疾病时，更是烦上加烦，那么，中老年朋友如何拥有一个幸福、健康的夫妻生活呢？诀窍就是，掌握一些简单小偏方，远离疾病的困扰。

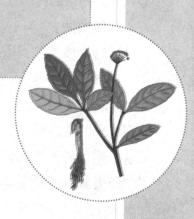

常吃豆腐，防治更年期综合征

患者小档案

症状：更年期综合征。

管用小偏方：

豆腐干炒荠菜：取豆腐干50克，荠菜150克，葱、姜末各10克，精盐少许，醋适量，酱油10毫升，味精1克，植物油50毫升。豆腐干切成小片；荠菜洗净去根，切成小段，放盘中备用。炒锅上火，注油烧热，下葱、姜末炒出香味，放荠菜、豆腐干、精盐、醋、酱油炒熟，撒味精炒匀，盛入盘中即成。特别适合更年期肝火血热引发头痛、目痛者食用。

张蕾今年42岁了，自从提前退休在家后，忧虑、记忆力减退、注意力不集中、失眠、极易烦躁，甚至喜怒无常等症状逐渐出现，闹得家人也很无奈。去医院查个遍也没查出毛病。最后在家人的介绍下，到我这儿要开方子调理。

我给她推荐吃豆腐，豆腐中富含优质蛋白、大豆卵磷脂、大豆异黄酮、大豆膳食纤维、寡糖等成分，对于减肥、美化皮肤、预防生活习惯病、防止骨质疏松症的发生，以及减轻更年期障碍都有很大的帮助。

具体做法：

豆腐干炒荠菜：取豆腐干50克，荠菜150克，葱、姜末各10克，精盐少许，醋适量，酱油10毫升，味精1克，植物油50毫升。豆腐干切成小片；荠菜洗净去根，切成小段，放盘中备用。炒锅上火，注油烧热，下葱、姜末炒出香味，放荠菜、豆腐干、精盐、醋、酱油炒熟，撒味精炒匀，盛入盘中即成。特别适合更年期肝火血热引发头痛、目痛者食用。

老中医推荐增效足浴方

🏅 女贞子首乌足浴方

【操作】女贞子、制何首乌各55克，苦丁茶15克。将上药加清水2000毫升，煎至水剩1500毫升时，澄出药液，倒入脚盆中，待温度适宜时泡洗双脚，每晚临睡前泡洗1次，每次40分钟，15天为1个疗程。

【功效】滋补肝肾，平肝降火。适用于更年期综合征见月经紊乱、头昏耳鸣、五心烦热、急躁口苦者。

🏅 白萝卜合欢皮足浴方

【操作】白萝卜250克，合欢皮、夜交藤各50克。将白萝卜切片，与另2味同入药锅，加清水适量，煎煮30分钟，去渣取汁，与2000毫升开水一起倒入盆中，待温度适宜时泡洗双脚，每天1次，每次熏泡40分钟，10天为1个疗程。

【功效】疏肝解郁，理气化痰。适用于更年期综合征见胸胁及小腹胀满疼痛、抑郁不乐者。

🏅 柴胡白芍足浴方

【操作】柴胡、白芍、香附各15克，枳壳、郁金各30克，陈皮、木香各9克。将上药加清水2000毫升，煎至水剩1500毫升时，澄出药液，倒入脚盆中，待温度适宜时泡洗双脚，每晚临睡前泡洗1次，每次30分钟，20天为1个疗程。

【功效】滋阴潜阳，养血安神，理气解郁。适用于肝气郁结型更年期综合征。

区位按摩，治疗慢性盆腔炎

患者小档案

症状：慢性盆腔炎，腰部酸痛，精神疲乏，带下似脓、有秽味。

管用小偏方：

1.拳揉臀肌：以手握成虚拳或实拳置于一侧臀部，做顺时针及逆时针旋转拳揉各20～30次。能够宣通气血，解痉止痛。

2.拿提股内：以一手拇指及其余四指分开，置于股内侧阴廉、五里穴处前后拿定，然后向上垂直拿提肌肉3～5次。能够通经活络，活血祛瘀。

3.掌搓股外：以一手掌心置于髂前上棘处，由上向下沿大腿外侧呈直线摩动20～50次。

4.横摩腰骶：使手指平伸，掌及手指置于对侧腰骶部，自左向右呈横形摩动20～30次。

张艳的慢性盆腔炎得从3年前说起，原本她患的只是急性盆腔炎，由于总是拖着不去接受正规治疗，只是自行去药店买点洗液或消炎药应付，久而久之，张艳的盆腔炎反复发作，逐渐转化为慢性盆腔炎。特别是去年以来，张艳的盆腔炎越来越严重，经常感到下腹剧痛，伴有高热、寒战、白带增多呈脓性、有臭味等症状。严重时，持续发烧，整天躺在床上。可她就是不想去医院检查，她觉得去医院检查很麻烦，也很难为情。

虽然在确诊病情后，医生给她开了妇科千金片，但起效很慢。她也知道盆腔炎很难治，但还是希望我能告诉她一些辅助治疗的办法。

听了她的诉说，我告诉张艳，盆腔炎是女性上生殖道及其周围组织的炎症，主要包括子宫内膜炎、输卵管炎、输卵管卵巢脓肿、盆腔腹膜炎。此病表现为下腹部不适，有坠胀和疼痛感觉，下腰部酸痛，月经和白带量增多，可伴有疲乏、全身不适、失眠等症。在劳累、性交后、排便时及月经前后症状加重。

在中医看来，盆腔炎的发病机理有湿热瘀结、寒凝气滞两大类，而按摩疗法能够疏通气血、温补脏腑，对控制病情十分有益。

具体做法：

1.拳揉臀肌：以手握成虚拳或实拳置于一侧臀部，做顺时针及逆时针旋转拳揉各20～30次。能够宣通气血，解痉止痛。

2.拿提股内：以一手拇指及其余四指分开，置于股内侧阴廉、五里穴处前后拿定，然后向上垂直拿提肌肉3～5次。能够通经活络，活血祛瘀。

3.掌搓股外：以一手掌心置于髂前上棘处，由上向下沿大腿外侧呈直线摩动20～50次。

4.横摩腰骶：使手指平伸，掌及手指置于对侧腰骶部，自左向右呈横形摩动20～30次。

以上方法能够培补肾元、镇静止痛；对慢性盆腔炎、腰椎间盘突出、腰肌劳损等症有防治的作用；同时对失眠、头晕、头痛有镇静安神之效。

张艳听后，惊喜万分，依照我说的方法，天天按摩，大概一个月后，她再去医院复查时，慢性盆腔炎症状基本消失了。

老中医推荐增效食疗方

莲子排骨汤

【做法】猪排骨200克，莲子40克，芡实30克，枸杞子20克，怀山药25克。将猪排剁成小块，用沸水焯一下，除去浮沫，与莲子(去心)、芡实(去杂质)、怀山药、枸杞子，一起放入砂锅中，加水、料酒、盐、胡椒、姜、葱等，用中火炖1小时，再加少量味精调和，即可食用。

【功效】补肾益精，清心固带。对于肝肾不足、湿热下注的慢性盆腔炎患者康复有益。

冬瓜粥

【做法】槐花10克，薏米30克，冬瓜仁20克，大米适量。将槐花、冬瓜仁水煎成浓汤，去渣后再放薏米及大米同煮成粥服食。

【功效】清热祛湿。治疗慢性盆腔炎。

荔枝核蜜饮

【做法】荔枝核30克，蜂蜜20克。荔枝核敲碎后放入砂锅，加水浸泡片刻，煎煮30分钟，去渣取汁，趁温热调入蜂蜜，拌和均匀即可。早晚2次分服。

【功效】理气，利湿，止痛。主治各类慢性盆腔炎，症见下腹及小腹两侧疼痛，不舒，心情抑郁，带下量多。

消囊汤，治疗卵巢囊肿的好办法

患者小档案

症状：卵巢囊肿，腹部有肿块，腹痛，尿频，月经紊乱。

管用小偏方：

海藻 15克，白芥子、夏枯草各12克，三棱、莪术、桃仁、赤芍各10克，薏苡仁 20克，南星6克。将上药用水煎服，每日 1 剂，早晚分服。可化痰除湿、活血化瘀、软坚散结。适用于痰湿瘀结型卵巢囊肿，对于伴有形体肥胖、胸脘满闷、白带量多质黏等症状有一定的改善作用。

蓝大姐是我家的邻居，最近她似乎有些忧心忡忡。一天，她哭着来到我家，说自己这辈子没救了，做不了完整的女人了。我听着糊涂，追问她到底发生了什么事。她告诉我，几个月前无意中摸到下腹部有一个鸡蛋大的包块，她去医院做了检查，检查结果一出来，她差点晕过去，自己患上了卵巢囊肿。医生说要先消炎，然后准备手术治疗，蓝大姐一听要手术，吓坏了，拼命问医生能不能不手术，自己还想做一个完整的女人，医生看着她情绪很激动，便让她先回家休息。

我了解情况后，给蓝大姐推荐了下面的小偏方。

具体做法：海藻 15克，白芥子、夏枯草各12克，三棱、莪术、桃仁、赤芍各10克，薏苡仁 20克，南星6克。将上药用水煎服，每日 1 剂，早晚分服。可化痰除湿、活血化瘀、软坚散结。适用于痰湿瘀结型卵巢囊肿，对于伴有形体肥胖、胸脘满闷、白带量多质黏等症状有一定的改善作用。

这样连续治疗了一段时间后，蓝大姐的病情有了改善，月经规律了，腹胀的感觉也有所减轻，她的心情也好了许多。

老中医推荐增效食疗方

🏅 山楂黑木耳汤

【做法】山楂100克，黑木耳50克，红糖30克。将山楂水煎约500毫升去渣，加入泡发的黑木耳，文火煨烂，加入红糖即可。每日服用2~3次，5天服完一剂，可连服2~3周。

【功效】活血散瘀，健脾补血。适用于卵巢囊肿、子宫肌瘤、月经不畅者服用。

🏅 山药核桃仁炖母鸡汤

【做法】母鸡1只，山药40克，核桃仁30克，水发香菇、笋片、火腿各25克，黄酒、精盐各适量。净母鸡用沸水焯去血秽，放在汤碗内，加黄酒50毫升，精盐适量，鲜汤1000毫升；将山药去皮切薄片，核桃仁洗净；将山药、核桃仁、香菇、笋片和火腿片摆在鸡面上，上笼蒸2小时左右，待母鸡酥烂时取出食用。

【功效】补气健脾，活血化瘀。适用于卵巢囊肿患者。

🏅 田七煲乳鸽汤

【做法】乳鸽1只，田七10克，红花5克，猪瘦肉150克，生姜3片。将田七置锅中用少许鸡膏炒至微黄，晾凉后稍打碎，将乳鸽宰后洗净，猪瘦肉洗净，将乳鸽、猪瘦肉与诸药放进瓦煲内，加入清水2000毫升，用武火煮沸后，改用文火煲2小时，调入适量食盐即可食用。

【功效】补气活血，化瘀散结。适用于卵巢囊肿、子宫肌瘤患者。

穴位按摩，揉揉就能缓解痛经

> 🔖 **患者小档案**
>
> **症状**：痛经，经期腹痛难忍，感到恶心，呕吐，头晕乏力。
>
> **管用小偏方**：
>
> **摩腹法**：每晚睡前空腹，将双手搓热，双手左下右上叠放于肚脐，顺时针揉转，约15分钟，端坐，放松，微闭眼，用右手对着肚脐眼的神阙穴空转，意念将宇宙中的真气能量向脐中聚集，以感觉温热为佳。

倪女士有痛经的毛病，每到经期前后或行经期间，都会感到恶心、呕吐，有时候还会腹泻、头晕、头痛，感觉全身疲乏无力，例假来的第一天还会肚子疼得厉害，有时候疼得都要虚脱了。我给倪女士推荐了带穴摩腹法。

具体做法：每晚睡前空腹，将双手搓热，双手左下右上叠放于肚脐，顺时针揉转，约15分钟，端坐，放松，微闭眼，用右手对着肚脐眼的神阙穴空转，意念将宇宙中的真气能量向脐中聚集，以感觉温热为佳。

摩腹时，要特别关照小腹正中线上的神阙穴、关元穴和中极穴等穴位。如果痛经让你直不起腰板，甚至伴有腰痛等现象，你还需要用拳头敲打后腰，上至两侧腰肌，下至骶部。上面提到了神阙穴，这里要单独提出来说一下，这个穴

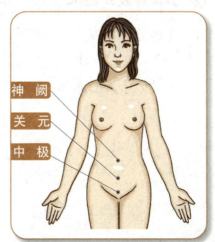

神阙
关元
中极

位于脐窝正中，属任脉，是人体生命最隐秘最关键的要害穴窍，是人体生命能源的所在地。通过经络调理，能使肾气充足、精血旺盛，则月经自然通调。

老中医推荐增效食疗方

🏵 韭菜月季花红糖饮

【做法】鲜韭菜30克，月季花3~5朵，红糖10克，黄酒10毫升。将韭菜和月季花洗净压汁，加入红糖，用黄酒冲服。

【功效】理气，活血，止痛。用于痛经的治疗，服药后仰卧半小时效果更佳。

🏵 山楂葵子汤

【做法】山楂、葵花籽仁各50克，红糖100克。将山楂洗净，加入葵花籽仁放入锅内，加水适量，用小火炖煮，将成时，加入红糖，再稍煮即成汤。行经前2~3日服用。

【功效】健脾胃，补中益气，减轻经前、经后痛经。适用于气血两虚型痛经。

🏵 山楂桂枝红糖水

【做法】山楂20克，桂枝8克，红糖适量。将山楂与桂枝放入砂锅中，水煎成汁，滤出，加入红糖拌匀，趁热饮用。

【功效】温经通脉，化瘀止痛。治疗寒性血瘀型痛经。

老年性阴道炎，试试内服外调法

患者小档案

症状：外阴瘙痒，白带色黄，有异味，伴有心烦口苦，舌苔黄腻。

管用小偏方：

1.内调：知母黄柏汤，知母9克，生地20克，山药15克，山茱萸10克，茯苓15克，泽泻9克，丹皮12克，首乌15克。水煎服，隔日1剂。

2.外洗：苦参30克，蛇床子20克，狼毒10克，雄黄10克，龙胆草15克。上药打碎纱布包，加水半盆煎煮半小时，去渣取汁，趁热先熏后洗，约20分钟，每晚临睡前熏洗1次。初起者2～7次，即可获效，病程长者7～15次见效。

孙女士今年60岁了，她的大女儿跟我妈关系比较好，所以，老人有个病啊疼啊的，总去我诊所看，说熟人看病，心里踏实。这不，今天一大早，满脸愁容地来找我，说自己患上了老年性阴道炎。

了解孙奶奶的情况后，我推荐了一则内服方和一则外用方。

具体做法：

1.知母黄柏内服汤：知母9克，生地20克，山药15克，山茱萸10克，茯苓15克，泽泻9克，丹皮12克，首乌15克。水煎服，隔日1剂。以上药材在普通中药店都能买到，常服此方，具有滋阴益肾、清热止带的功效。

2.苦参外用方剂：苦参30克，蛇床子20克，狼毒10克，雄黄10克，龙胆草15克。上药打碎纱布包，加水半盆煎煮半小时，去渣取汁，趁热先熏后洗，约20分钟，每晚临睡前熏洗1次。初起者2～7次，即可获效，病程长者7～15次见效。治疗期间，忌辛辣刺激性食物。两者搭配使用，治疗阴道炎是非常有效的。

老中医推荐增效食疗方

🏵 马齿苋饮

【做法】鲜马齿苋45克，蜂蜜适量。将鲜马齿苋洗净，用温水浸泡10分钟，洗净，捞出，切成小段，用搅拌机搅烂，榨取鲜汁，加入蜂蜜，再放入砂锅中，炖煮30分钟即成，每日1剂，分2次饮用。

【功效】清热祛湿。缓解阴道炎引起的瘙痒症状。

🏵 蒜泥鲤鱼

【做法】鲤鱼1条，大蒜1头，盐、味精、香油各少许。将鲤鱼去内脏、洗净，大蒜去皮，一同放入锅中，加适量清水，同煮至鱼肉熟烂，加入味精、盐、香油调味，即可食用，每周1～2次。

【功效】杀菌消炎。缓解阴道炎不适症状。

🏵 槐花薏苡冬瓜粥

【做法】槐花6克，薏苡仁25克，冬瓜仁15克，粳米70克。先将槐花、冬瓜仁水煎，去渣取汁，再加入粳米、薏苡仁同煮成粥即可，每日1次。

【功效】清热祛湿，止痒消炎。辅助治疗阴道炎。

🏵 鸡冠花鲜藕汁

【做法】鲜鸡冠花200克，鲜藕汁150毫升，白糖适量。将鲜鸡冠花洗净，放入砂锅中，水煎3次，每次约25分钟，分别滤出后，再合并煎液调匀，再倒入奶锅中，小火慢炖，加入鲜藕汁，熬煮至黏糊状，加入白糖调匀即成。每日1剂，分3次服完。

【功效】祛湿排毒，健脾养胃。辅助治疗阴道炎。

壮阳饮治阳痿，让男人重拾信心

王浩是一家上市公司的总经理，从小娇生惯养，是个典型的"富二代"，家底丰厚的他在成家立业后，并不注意检点，不珍惜来之不易的夫妻感情，常常夜不归宿，成宿在喧闹的夜总会、歌舞厅中玩乐。王浩最近身体似乎出现了问题，每当行房事时，总感到自己不行，刚开始刺激时间长了，还继续可以进行，可后来情况越来越严重，必须用药物刺激才可以行房事。于是，他偷偷去医院做了检查，被告知自己患上了"阳痿"。

后来，经朋友介绍来到了我的诊所。我看了王浩的检查结果后，给他推荐了几款流传至今的"壮阳饮"。

具体做法：

1.巴戟牛膝酒：巴戟天、怀牛膝各150克，米酒1500毫升。先将巴戟天、怀牛膝用清水洗净，然后隔水蒸上30分钟，取出风干，再放入瓶内；注入米酒1500毫升，浸泡7日，即可取出饮用。此酒可壮阳补气，适用于肾虚引起的阳痿、双脚软弱无力等症。

2.佛手栀子饮：佛手50克，栀子30克。先将佛手洗净，切成片，栀子洗净。同置锅中，加清水500毫升，武火煮开3分钟，改文火煮30分钟，滤渣取汁，分次饮用。此品可疏肝解郁，调畅气机。适用于肝郁不舒型阳痿。

老中医推荐增效食疗方

🏅 泥鳅酸枣仁汤

【做法】泥鳅、酸枣仁各50克。泥鳅活杀，去内脏，洗净，切段；酸枣仁洗净。同置锅中，加清水500毫升，加姜、葱、黄酒，武火煮沸3分钟，去浮沫，改文火煮15分钟，分次食用。

【功效】补益心脾。适用于心脾两虚型阳痿。

🏅 枸杞炖羊肉

【做法】羊肉1000克，枸杞子20克。整块羊肉放入开水锅内煮透，捞出用冷水洗净，切成3厘米长的方块；锅热后放羊肉块，用姜片煸炒，烹入料酒炝锅，炒透后一齐倒入砂锅内，放入枸杞子以及葱、盐等作料，锅开后加盖，用小火炖，至羊肉熟烂为好。

【功效】益精补肾，壮阳强身。适用于阳痿、早泄等症。

🏅 海参炒黄鱼片

【做法】海参30克，黄鱼1条。海参发好，黄鱼去内杂洗净切片，同炒，加酒、姜、盐调味服用。

【功效】补脾肾，填精壮阳。海参补肾益精；黄鱼又名石首鱼，益气填精。二者合用，适用于肾阳不足型阳痿。

远离遗精，茯苓、食盐除难言之隐

患者小档案

症状：遗精，精液自行泄出。

管用小偏方：

1. 取白茯苓100克，捣烂研末，熔黄蜡为梧桐子大小的丸。每次服用6~9丸，每日2~3次。

2. 取食盐500克（块盐最好），上火炒热后，用布包裹，热敷脐部。

常先生42岁，是一家汽修厂的厂长。一天，他坐到我的面前时，面露愁容，他说自己快成废人了，我心里咯噔一下，感觉他的心病大概比他的身体疾病要严重得多。后来，听常先生说，结婚3年了，每周一次的性生活，虽然偏少，但也属正常。但问题是他有非常严重的遗精问题，就是平常不做梦，自己不知道的情况下就遗精了，而且非常频繁，几乎两天就有一次遗精。为治这个病他吃了好多中药，比如，金锁固精丸之类的，都没有效果。他还特别提及，经常感觉腰酸，而且是右侧。

我们都知道，肝肾同源。男科病的治疗关键在于其肝肾功能。常先生经常右腰酸困，意味着他的肾阴不足，也从一个侧面证明他因为经常遗精，造成肾阴的过度损耗。我叫他常食古方"威喜丸"，它是用于"治丈夫元阳虚惫，肾气不固，梦寐频泄"之证。

具体做法：取白茯苓100克，捣烂研末，熔黄蜡为梧桐子大小的丸。每次服用6~9丸，每日2~3次。白茯苓能补肾，性平，味甘淡，凡遗精之人，无论虚实，皆宜食用。

还有一种炒食盐敷脐法，简便易行：取食盐500克（块盐最好），上火炒热后，用布包裹，热敷脐部。可治肾阳不足、肾气亏虚等导致的遗精。需要注意的是，一旦发现局部发痒、发红，起皮疹等现象，应立即停止使用此法。

老中医推荐增效食疗方

🏅 白果莲子粥

【做法】白果10枚，莲子50克。莲子加水煮熟，加入炒熟白果(去壳)共煮粥，加白糖调味食用。

【功效】补肾固精。白果补肾收涩，莲子补肾固精，且能清心安神。两者味甘性平，常作晚餐，有益肾固精作用。

🏅 金樱鲫鱼汤

【做法】金樱子30克，鲫鱼250克，香油、食盐各适量。鲫鱼去鳞、内脏，洗净，加金樱子及适量水煲汤，香油、食盐调味即成。

【功效】补肾固精，利尿消肿。适用于男子肾气不固而致遗精、滑精等。

🏅 虫草炖甲鱼

【做法】冬虫夏草10克，甲鱼1只，大枣适量。将宰好的甲鱼切成3～4块，放入锅内煮一下捞出，割开四肢，剥去皮、油洗净。虫草用温水洗净。大枣开水泡涨。甲鱼放在汤碗中，上放虫草、红枣，加料酒、盐、葱段、姜片、蒜瓣，上蒸笼蒸，熟后食用。

【功效】有温阳益气、滋阴固肾作用。用于治肾虚阳痿、遗精。

常喝猪肝豆腐汤，阴道不再干涩

患者小档案

症状：阴道干涩，分泌物少，房事时疼痛，不适感强。

管用小偏方：

猪肝100克，豆腐250克，精盐、姜、葱等调味料各适量。将猪肝洗净切薄片，豆腐斜切成厚片，一起放入锅中，加水煮沸，去除浮沫，转小火，放入盐、姜、葱，炖至熟烂，即可食猪肝豆腐喝汤。每周2～3次，连用1个月就能使阴道湿润了。

罗大姐夫妻俩是我们小区模范夫妻，几十年过去了，两人的感情一直都很好，去年女儿考上了上海的大学，全家人还特意去上海旅游了一趟，一方面了解城市，另一方面也是对女儿的学校做一个实地考察。女儿送走了，两人的日子也变得悠闲起来，但最近似乎罗大姐感到很不顺心，因为临近更年期，阴道里的分泌物逐渐减少，每次和丈夫行房事时，都有些力不从心，性交时阴道内会感到干涩、疼痛，老公也感到不舒服，于是她把这个难言之隐告诉了几十年的好朋友张大姐，张大姐经验丰富，推荐她试试房事专用的阴道润滑剂，试过几次后，思想保守的罗大姐总感觉心里别扭，在她的意识里好像只有不三不四的人才常用这些东西。但是也很无奈，不用的话，房事根本进行不下去。一天，无意间看见我的门诊上写着小偏方能治病，就抱着试试的态度进了门诊。

我得知情况后，安慰罗大姐说："人年纪大了，常会碰到这样的问题，所以不要有什么心理负担，放松心情，愉快的心情，才更有利于获得'性'福生活。"一般来说，引起阴道干涩的常见原因有两个：一是体内性激素分泌不足，尤见于临近绝经期的中老年女性；二是与体内维生素B_2缺乏有关。维生素B_2又叫核黄素，身体内缺乏这种成分的话，会导致皮肤黏膜受损，细胞代谢失调，不仅皮肤会感觉干涩，而且体内也会感到干燥，这就使阴道内分泌物减少，变得不湿润。

要想阴道湿润，平时可以多吃一些富含维生素B$_2$的食物，如芹菜、橘子、橙子、奶类及奶制品、动物肝脏和肾脏、蛋黄、鳝鱼、胡萝卜、香菇、紫菜等。干涩症状比较严重者，可按时适量服用维生素B$_2$片，每天3次，每次10毫克，直至症状改善后停药。

根据罗大姐的情况，我给她推荐了一个食疗方——猪肝豆腐汤。

具体做法：猪肝100克，豆腐250克，精盐、姜、葱等调味料各适量。将猪肝洗净切薄片，豆腐斜切成厚片，一起放入锅中，加水煮沸，去除浮沫，转小火，放入盐、姜、葱，炖至熟烂，即可食猪肝豆腐喝汤。每周2～3次，连用1个月就能使阴道湿润了。

猪肝中富含的维生素B$_2$含量比许多日常食物都要高，经常食用，能够补充维生素B$_2$。而豆腐是补充女性雌性激素的最佳食品。像罗大姐这样年近五十的女性，日常生活中应多吃豆类食品，豆类食品中富含大豆异黄酮，可减肥、美化皮肤、预防生活习惯病、防止骨质疏松症的发生。

罗大姐听了我的建议，回家照这个方剂服用了3周，果然有效果，发来短信告诉我，她现在已经可以不用润滑剂帮助进行房事了，而且皮肤也开始滋润起来。

🌼 **温馨提醒**

阴道干涩的女性朋友，要避免做阴道冲洗，日常清洁外阴用清水就可以了。正处在更年期的女性，可在医生指导下适量补充雌性激素来保持阴道湿润。

老中医推荐增效食疗方

🏅 橙汁

【做法】橙子1个，蜂蜜适量。将橙子切成两半，去皮，再切成小块，放入榨汁机中，榨成汁，滤入杯中，加入蜂蜜调匀即成。

【功效】橙子中富含维生素C、维生素B_1、维生素B_2，可补充体内每日所需维生素，搭配蜂蜜，可为身体补充水分，滋润皮肤，缓解阴道干涩症状。

🏅 香菇油菜

【做法】小油菜10棵，香菇5朵，盐、酱油、水淀粉、味精各少许。小油菜择洗干净，沥干水分，香菇用温水泡发，去蒂，挤干水分，切成小丁；炒锅烧热，倒入油烧热，放入小油菜，翻炒几下，下香菇，翻炒至香菇出水分，加入盐、酱油翻炒至熟，闻到香菇特有的香气后，加入水淀粉勾芡，再放入味精调味即成。

【功效】油菜含有大量胡萝卜素和维生素C，有助于增强机体免疫能力，搭配香菇可降低血脂、解毒消肿、滋润皮肤，缓解阴道干涩症状。

老中医推荐情侣瑜伽方

🏅 情侣瑜伽激性式

【操作】男女面对面站立，背部挺直，双手高高举起，做向前拥抱式贴近身体。加深身体之间的摩擦，然后松开，面对面弯下腰，将彼此之间的面颊相贴，做亲密式，保持3～5次呼吸。

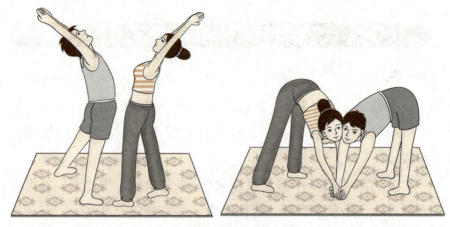

【功效】增进夫妻的配合能力，可作为房事的前戏，增加体内雌性激素分泌，促使阴道湿润。

情侣鱼式

【操作】男士缓缓仰卧，女士将腰部放在男士双膝间，上身慢慢向后倾，两臂缓缓向头顶伸展。男士用双手托住女士腰上部，调息3~5分钟。

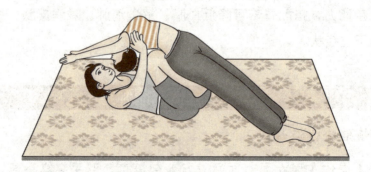

【功效】增进夫妻的配合能力，可作为房事的前戏，增加体内雌性激素分泌，促使阴道湿润。

第六章

【筋骨祛病】小偏方

岁月变迁，容颜衰老，也许这些还影响不到中老年朋友的生活，但如果患上了筋骨上的毛病，那你肯定是烦恼不堪了，如关节风湿痛、颈椎腰腿痛等，这些筋骨疼痛不仅让你行走困难，而且还会让你整天忧心忡忡、担心自己是不是患上大的疾病。因此，中老年朋友不妨学习一些伸展肌肉、畅通气血、止痛的小偏方，让你的晚年生活更加快乐、无忧。

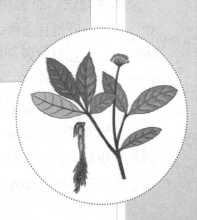

扎绑腿，消除下肢静脉曲张

患者小档案

症状：下肢静脉曲张引起的腿部酸、胀、麻、重等不适。

管用小偏方：

使用绑腿，自足部向上缠裹整个小腿。

小丽是我大学的同学，毕业后她留校，多年没见，昨天她突然打来电话找我，说她妈妈患了下肢静脉曲张，要我给她想个法子。

当时，因为不知道她妈妈病情的具体情况，于是便建议她带着妈妈来我诊所看病。没过几天，她带着她妈妈来到诊所。

大致了解了她妈妈的病情后，我检查了患者的腰部，发现患者完全没有压痛，不像是腰椎有问题；再摸了一下她的双脚脚背，温度很正常；最后，我让患者把裤脚卷起来，检查她的小腿，只见她两侧小腿的皮肤下，可以清楚地看到膨大的皮下血管。

了解情况后，我告诉她们最有效的方法还是做手术，但如果真的不想做手术的话，也有一个办法能逐渐减轻症状，就是扎绑腿。

具体做法：将医用的弹力绷带或一般的布条，从脚踝处开始，一圈一圈地往上绑，一直把整个小腿给绑完。这个方法几乎不花钱，而且很有效，只要把腿绑好，她就算走上很远也不会觉得酸、胀、麻、痛了。绑的时候有个窍门，就是踝部附近的部分要绑紧些，再往上就不用绑那么紧。这是因为脚踝部的血液要回流，克服的重力作用最大，所以要绑得最紧；越往上，重力作用越小，所以可以绑松些。而且下面绑得紧，上面绑得松，这两者的压力差也有利于血液往上面回流。

温馨提醒

从事站立久的职业，如护士、餐厅服务员、前台小姐、售货员、超市收银员等，都属于下肢静脉曲张易发人群，因此，建议从事这些行业的朋友上班时间可穿戴分段压力型弹力袜，来预防疾病的发生。

老中医推荐增效足浴方

❀ 五加皮细辛足浴方

【操作】五加皮30克，络石藤、鸡血藤各50克，伸筋草20克，细辛10克。将上药同放入锅中，加水适量，煎煮30分钟，去渣取汁，倒入泡足桶，先熏蒸，后泡足30分钟。每晚1次，20天为1个疗程。

【功效】活血祛风，化瘀通络。主治各类下肢静脉曲张。

❀ 苏木牛膝足浴方

【操作】苏木、川牛膝各40克，川椒、松节各20克。将上药加清水适量，煎煮30分钟，去渣取汁，与2000毫升开水一起倒入盆中，先熏蒸，待温度适宜时泡洗双脚，每天早晚各1次，每次熏泡40分钟，20天为1个疗程。

【功效】活血祛风，温经散寒。适用于下肢静脉曲张。

❀ 川芎血竭足浴方

【操作】川芎30克，血竭10克，乳香、没药各15克。将以上药物同入锅中，加水适量，煎煮30分钟，去渣取汁，倒入泡足桶中。先熏蒸，后泡足30分钟。每晚1次，20天为1个疗程。

【功效】活血化瘀，通络消肿。主治下肢静脉曲张。

芍药甘草茶，治疗抽筋有神效

患者小档案

症状：抽筋，伴有肢体剧烈疼痛，疼痛后出现酸胀感。

管用小偏方：

白芍20克，甘草10克，或用开水冲泡，或用温火煮，代茶频饮。此方对多种急性痛症，尤其是平滑肌痉挛引起的疼痛，有很好的效果。

牛大爷是小区居委会的宣传员，一天，他来诊所找我，问我老年人抽筋是不是缺钙。我告诉他不一定，然后反问了一句："您腿总抽筋吗？"牛大爷皱着眉说："别看我年纪大了，筋骨可好着呢，我从没抽筋过，就是最近总有老同志、老朋友来问'抽筋了，该怎么办'。"我告诉他，只要"反其道而行之"，即朝其作用力相反的方向扳脚趾并坚持1～2分钟以上，即可有效缓解抽筋。具体来说，如果是小腿后面的肌肉抽筋，可一方面扳脚使脚板翘起，一方面尽量伸直膝关节；当小腿前面的肌肉抽筋时，可压住脚板并用力扳曲脚趾。

还有一则偏方，叫作芍药甘草汤，对付抽筋很不错。

具体做法：白芍20克，甘草10克，或用开水冲泡，或用温火煮，代茶频饮。白芍味酸，养阴柔肝，调和营卫；甘草味甘，缓急止痛，且能补虚。酸甘化阴以养肝，肝得柔养，气急则平，因此能解痉止痛。经临床证明，此方对多种急性痛症，尤其是平滑肌痉挛引起的疼痛，有很好的效果。

不过需要注意的是，这里说的白芍、甘草一定要是生白芍、生甘草，不要炙过的，炙过的药性就变了。

牛大爷听后，略有所感地频频点头，并说道："我这就回去出一期板报，给大家好好做做宣传。这也是造福于民嘛！"

老中医推荐增效经穴方

【操作】

1.取穴：小肠俞、膀胱俞、足三里、殷门、委中、承筋、承山、涌泉。

2.按压小肠俞、膀胱俞各50次，力度稍重，以胀痛为限。

3.点揉殷门、委中、承筋、承山、足三里各30～50次，力度以4为限。

4.搓揉涌泉100次，力度稍重，以有气感为佳。

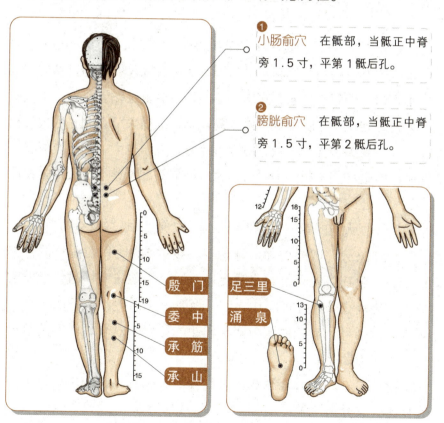

❶ 小肠俞穴 在骶部，当骶正中脊旁1.5寸，平第1骶后孔。

❷ 膀胱俞穴 在骶部，当骶正中脊旁1.5寸，平第2骶后孔。

殷门　委中　承筋　承山　足三里　涌泉

【功效】舒经活络，养阴柔肝，解痉止痛。

风湿性关节炎，生姜大葱助保暖

患者小档案

症状：风湿性关节炎。

管用小偏方：

取鲜生姜、鲜葱白，按1∶3的比例配用，混合捣烂如泥，敷在患处，每48小时更换一次。

前一段时间，妈妈在小区公园散步的时候，在楼下碰见小区里的程大妈，她与妈妈同岁，53岁，但穿得很厚，妈妈看见她，就上前调侃了一句："怎么穿这么厚，你这准备过冬天啊？"程大妈不好意思地说，昨晚不是下雨了嘛，她风湿性关节炎的老毛病又犯了，左腿膝关节疼了一夜，看今天天好，太阳也大，于是便想着下来晒晒，暖和些。妈妈一听心里也挺同情的，并邀请程大妈去我诊所看看，还陪着来了。

听了程大妈的叙述，我告诉了她一个值得试试的小偏方。

具体做法：取鲜生姜、鲜葱白，按1∶3的比例配用，混合捣烂如泥，敷在患处，每48小时更换一次。生姜味辛性温，能发散风寒，化痰止咳，还能温中止呕，解毒，刺激毛细血管的感官，加快血液循环，带走血液中新陈代谢的垃圾，对于风湿性关节炎有很大的辅助疗效。

此外，一些古方药酒对风湿性关节炎也有不错的治疗效果。在此为大家介绍两种：

1.茄子根酒：茄子根90克，白酒500毫升，将茄子根浸白酒中，密封7天后即可饮用。每次25毫升，1日2次。益气通络，疏风散寒，去痛消肿，缓解风湿性关节炎。

2.石菖蒲酒：石菖蒲200克，白酒1000毫升。将石菖蒲装入布袋，至于容器中，加入60度左右的白酒密封，半月后启用。每天早、晚饮用2～3小杯，1000毫升药酒可饮1个月。温暖腰膝，去痛消肿，祛风散寒，疏通经络，缓解风湿性关节炎。

古人常说"寒多自下而生"，这与现代医学所认为的人体下部血液循环较上部为差，易受寒冷侵袭的观点相吻合。因此，要预防风湿性关节炎，就要适时增添衣物，特别注意下半身保暖。

老中医推荐增效经穴方

【操作】

充分暴露酸痛部位，在皮肤上均匀涂上扶他林软膏（双氯芬酸）。用手掌握着刮痧板，开始用厚的一面，手法宜轻、慢，待适应后，改用薄的一面，手法可渐加重、加快，使刮痧部位产生热感。刮拭方法宜单向、循经，遇痛点、穴位时多刮，以出痧为度。

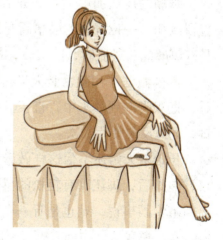

注意事项：刮痧（出痧）时，应避寒冷，尤其在冬季应注意保暖；夏季刮痧时，应回避风扇直接吹向刮痧部位；刮痧出痧后30分钟内忌洗凉水澡。

【功效】活血通络，消肿止痛，祛湿散寒。

盐水泡脚，让你的腿不怕水肿

患者小档案

症状：脚酸痛、水肿，站立、行走时，脚痛加剧。

管用小偏方：

用脸盆装大半盆热水，加盐4～5汤匙，充分搅拌后，把双脚泡到热水中，直至满到脚脖子处。每次要热泡3～5分钟，如此反复使用数次。

赵大姐是一位超市收银员，虽然每天几班倒，但自己毕竟上了年纪，站时间长了，脚就肿了，有时连鞋都不容易穿进去，弄得她只好忍着痛，穿上稍微宽大一些高跟布鞋去上班。可这几天，脚痛的症状加重了，上班站不到半小时就站不住了，忍着还直冒冷汗。一位好心的同事看见了，教给她一个简单的方法，就是双脚酸痛、肿胀时，回家后，把脚放在盐水里浸泡。

具体做法：用脸盆装大半盆热水，加盐4～5汤匙，充分搅拌后，把双脚泡到热水中，直至没到脚脖子处。每次要热泡3～5分钟，如此反复使用数次。

开始赵大姐还不信这样做管事，但回家后还是试了一下，结果，泡脚后，脚还真有轻松的感觉。于是，便打电话问，这是怎么回事？同事说，她也是听一个老中医说的，同事介绍她来我诊所看看，说我这里的偏方挺管用的。

用浓盐水浸泡双脚，以消除脚部水毒，水毒一消除，即可缓解。当然，在高温环境工作、大热天劳动的人，或运动员要另当别论；而一般的家庭主妇，以及上班族，仅由饮食时所摄取的水分就已足够，无须喝太多的水。

麻黄防己足浴方

【操作】麻黄20克，防己15克，车前草30克，玉米须100克，冰片2克。将以上前4味药入锅，加水煎煮30分钟，去渣取汁，调入研成细粉的冰片，与3000毫升开水一同倒入泡足桶中，先熏蒸，后泡足30~40分钟。每晚1次，7天为1个疗程。

【功效】疏风发表，渗湿利水，消除水肿，缓解脚痛。

车前子生姜片足浴方

【操作】车前子50克，生姜3片。将车前子、生姜入锅，加水煎煮30分钟，去渣取汁，与3000毫升开水及白酒一同倒入泡足桶中。先熏蒸，后泡足30~40分钟。每晚1次。7天为1个疗程。

【功效】车前子利尿排水、渗湿消肿，生姜助发汗、散寒解表，促进血液循环，缓解脚痛症状。

桂枝二苓足浴方

【操作】桂枝、干姜各30克，猪苓、茯苓各20克，制附子、泽泻各15克。将以上6味药入锅，加水煎煮30分钟，去渣取汁，与3000毫升开水一同倒入泡足桶中。先熏蒸，后泡足30~40分钟。每晚1次，7天为1个疗程。

【功效】健脾利湿，通阳利水。主治下肢水肿，缓解脚肿、脚痛症状。

精油沐浴，治疗腰椎间盘突出

患者小档案

症状：腰椎间盘突出，腰痛难忍，心烦失眠。

管用小偏方：

在水中滴入洋甘菊精油3滴、薰衣草精油3滴、薄荷精油2滴。水量以没过胃部为宜，水温以26~34℃为宜，然后将身体慢慢浸入浴缸中，沐浴20分钟。

老陈近来总是觉得腰疼，刚开始并未在意，可时间长了，晚上觉也睡不好，躺在床上翻来覆去，侧卧、仰卧、平躺，摆出任何一种姿势还是会觉得疼，有时不得不靠止疼片来减轻疼痛感。更痛苦的是，腰疼已经慢慢开始影响到他早晨遛鸟了，老陈没别的嗜好，就是喜欢一大早去鸟市遛遛，顺便把自己喜欢的八哥也带出去。可这腰好像真的不中用了，这几天根本走不动，有时坐沙发上看电视，腰还会感觉有小蛇在爬，坐的时间久了还有麻木感，老陈心里有点担心，心想："自己不会患上了什么可怕的病了吧？"于是，赶紧打电话把儿子从公司叫回来。儿子一听也急了，赶紧去了医院，又是挂号、拍片、检查，折腾了一星期，这才有了结果，老陈他患上了腰椎间盘突出症。

腰椎间盘突出症是由于腰部肌肉一直保持收缩状态，造成局部血液循环不畅，代谢产物沉积，刺激局部神经而产生痛感。

中医认为，感受风寒湿邪是诱发腰椎病的一个因素，故腰椎病患者应忌食寒凉之物。少食肉及脂肪较高的食物，因其易引起大便干燥，排便用力可导致病情加重。还要避免食用杏仁、芦笋、腰果、大黄和菠菜，因为这些食物含有草酸，抑制钙吸收。还要避免食用含磷的饮料和食物以及酵母产品。

现代医学研究认为，局部血液循环改善，会加快局部的新陈代谢，排走那些产生疼痛的物质，从而达到迅速止痛、舒缓疼痛的效果。而精油泡澡是一种温和的舒缓疼痛的方式，对于腰椎疼痛也有一定程度的帮助。

具体做法： 在水中滴入洋甘菊精油3滴、薰衣草精油3滴、薄荷精油2滴。水量以没过胃部为宜，水温以26～34℃为宜，然后将身体慢慢浸入浴缸中，安静地享受20分钟，不仅身体内部得到了热疗，缓解腰椎疼痛，还能缓解身体与情绪上的紧张，微微的发汗还可以排出毛孔里的堵塞物，起到保健效果。

此外，红花油、冬青油（水杨酸甲酯）等，可直接涂于患者相应部位，可配合用手反复摩擦，以加强其作用。此外，可利用内服汤剂煎过的药渣，用布包裹后置于患处进行湿热敷，效果很好，但应防止烫伤。亦可将生草乌、生川乌、马钱子、红花、樟脑、乳香、没药、独活、田七、牡蛎、透骨草等量研末，用75%酒精调敷于患处，使用时可先施0.2克麝香于表层，一般每次可持续治疗2个小时左右，止痛效果非常明显。

老中医推荐增效经穴方

【操作】

取穴：至阳、关元俞、夹脊穴。

配穴：阳陵泉、昆仑穴。

1.手持悬灸灸法：手持陈年纯艾条施灸，单点温和灸：至阳、关元俞。每处穴位依次进行回旋、雀啄、往返、温和灸四步法施灸操作：先行回旋灸2分钟温热局部气血，继以雀啄灸1分钟加强敏化，循经往返灸2分钟激发经气，再施以温和灸发动感传，开通经络。

2.纯铜温和灸罐温和灸法：用温和灸罐温和灸足三里、昆仑、阿是穴。

【功效】温经散寒，活血定痛。

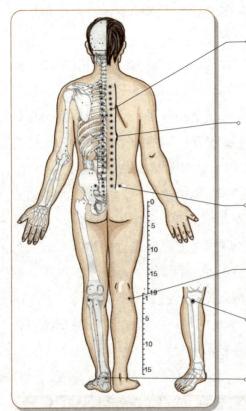

❶ 至阳穴　在背部，当后正中线上，第7胸椎棘突下凹陷中。

❷ 夹脊穴　位于背、腰部，当第1胸椎至第6腰椎棘突下两侧，后正中线旁开0.5寸，一侧17个穴位。左右两侧共34穴。

❸ 关元俞　在腰部，当第5腰椎棘突下，旁开1.5寸。

❹ 阳陵泉　在小腿外侧，当腓骨小头前下方凹陷处。

❺ 足三里　在小腿前外侧，当犊鼻下3寸，距胫骨前缘一横指（中指）。

❻ 昆仑穴　在足部外踝后方，当外踝尖与跟腱之间的凹陷处。

虾皮豆腐汤，防治骨质疏松的佳肴

患者小档案

症状：骨质疏松，经常腰腿痛、胳膊痛。

管用小偏方：

虾皮豆腐汤，具体做法是，虾皮50克，嫩豆腐200克，虾皮洗净后泡发，嫩豆腐切成小块，将葱花、姜末、料酒，油锅内煸香，加水烧汤，汤沸后，加入虾皮和嫩豆腐，熬煮至汤浓，加少许鸡精调味即成。

　　一天，一位大妈一进诊所的门便对我说："大夫，我经常腰腿痛、胳膊痛。前阵子去医院做骨密度测试，医生说我得了骨质疏松症，让补钙，可我吃了钙片，效果并不好，这该怎么办啊？听说您这里有很多偏方能治病，能给我个方吗？"我笑笑说："大妈，每个人的身体状况和病情不一样，我要先看一下您的检查单，然后再开方。"大妈说，她姓王，家在远郊住，平时家里农活挺忙，是抽空来城里检查身体。人快50岁了，身体没别的毛病，就是经常腰腿痛、胳膊痛。我拿过王大妈手中的检查表，看了看，又帮王大妈号了脉，大妈面浮肢肿，舌淡胖嫩，脉迟细无力，有些气虚症状，脾胃功能差。于是，我推荐大妈常吃虾皮豆腐汤。

　　具体做法：虾皮50克，嫩豆腐200克，虾皮洗净后泡发，嫩豆腐切成小块，将葱花、姜末、料酒，油锅内煸香，加水烧汤，汤沸后，加入虾皮和嫩豆腐，熬煮至汤浓，加少许鸡精调味即成。虾皮、豆腐都富含钙质，而且较容易被肠胃吸收，做成汤后，更适合中老年人食用。

我还让王大妈在服用汤剂时，常吃一些富含维生素D的食物，如海鱼、动物肝脏、蛋黄和瘦肉、脱脂牛奶、鱼肝油、乳酪、坚果和海产品等来促进肠胃对钙的吸收。

骨质疏松症是以骨组织微结构受损，骨矿成分和骨基质等比例不断减少，骨质变薄，骨脆性增加和骨折危险度升高的一种全身代谢障碍的疾病，但在多数骨质疏松中，骨组织的减少主要由于骨质吸收增多所致。

因此，王大妈虽然服用了钙片，但体内维生素D含量少，人体消化、吸收能力差，这样钙质就不能很好地被人体合成与吸收，即使吃再多的钙片，也治不好她的骨质疏松症。

中医学认为，骨质疏松主要与肾、脾二脏的关系最为密切，主要因肾精不足、脾胃虚弱、肝气不足、血瘀、外邪侵袭所致。人类骨量的减少或丢失，从30～40岁就开始了，中老年人丢失得更快。这是因为老年人的甲状旁腺分泌功能常发生改变，当维生素D吸收和活化不足时，会引起甲状旁腺功能亢进，分泌能溶解骨组织的激素也就增多，结果将骨中的钙质"动员"出来，引起骨钙丢失，导致骨质疏松。同时，这些钙质在骨关节边缘等处沉积，引起异位钙化，发生骨质增生等病症。如果不及时治疗，还容易导致驼背、骨质增生、牙痛易出血、关节炎、高血压、神经痛、早衰、皮肤瘙痒、黑斑、头皮屑多等不适。

中老年人不妨在饮食中，经常食用胡桃、山茱肉、生地、黑芝麻、牛骨等食物，可补肾髓，以达到强壮筋骨、防治骨质疏松的目的。

此外，为了防止骨量的过度流失及骨结构的破坏，应从青年时期开始进行正确的骨骼保健。年轻时生长旺盛，加上运动机械力对骨骼的刺激，再辅以充分的营养，包括维生素D和钙的摄入，促进了骨组织发育和骨量积聚，骨峰值随之提高。这就有了良好的储备，即使日后骨量随着年龄增长而自然丢失，也会推迟和减少骨质疏松的发生。

老中医推荐增效食疗方

🏅 黄豆猪骨汤

【做法】鲜猪骨250克，黄豆100克，生姜20克，黄酒200毫升，食盐适量。黄豆提前用水泡6～8小时；将鲜猪骨洗净，切断，置于水中烧开，去除血污；然后将猪骨放入砂锅中，加生姜、黄酒、食盐，加水1000毫升，经煮沸后，用文火煮至骨烂，即可食用。每日1次，每次200毫升，每周1剂。

【功效】有效缓解骨骼老化，为骨骼补充钙质，治疗骨质疏松。

🏅 桑葚牛骨汤

【做法】桑葚25克，牛骨250～500克。将桑葚洗净，加酒、糖少许蒸制。另将牛骨置于锅中，水煮，开锅后撇去浮沫，加姜、葱再煮。见牛骨发白时，表明牛骨的钙、磷、骨胶等已溶解到汤中，随即捞出牛骨，加入已蒸制的桑葚，开锅后再去浮沫，调味后即可饮用。

【功效】此汤能滋阴补血、益肾强筋，尤其适用于骨质疏松症、更年期综合征等。

🏅 海米排骨汤

【做法】鲜猪骨250克，海米100克，生姜20克，黄酒200毫升，鸡精少许。将鲜猪骨洗净，切断，置于水中烧开，去除血污；海米洗净；然后将猪骨、海米放入砂锅中，加生姜、黄酒，加水1000毫升，经煮沸后，用文火煮至骨烂，即可食用。

【功效】有效缓解骨骼老化，为骨骼补充钙质，治疗骨质疏松。

足跟痛，用白芥子粉敷贴

患者小档案

症状：足跟痛，足跟部不能着地。

管用小偏方：

取白芥子粉适量，加醋调成稠膏状，敷于足跟患部。

对女性而言，高跟鞋就像是一把尖锐、性感的"匕首"，是时尚的代名词，是女人鞋柜里不可或缺的宠儿；但在展现时尚魅力的同时，自己也付出了很大的健康代价。研究证明，穿上高跟鞋后，人很自然地重心前移，保持抬头挺胸收腰的姿势，看起来非常精神，穿梭在人群中也倍显自信。但由于骨盆前倾，腰部后仰，人体负重力曲线大大改变。

足跟痛也叫跟痛证。该病多发于40～60岁的中老年人，尤以老年妇女发病居多。它是由骨结节部的前缘骨刺足脂肪纤维垫有不同程度的退行性减退，扁平足、急性滑囊炎、跟骨骨刺、跟骨类风湿病变引起；脚掌痛除扁平足原因外，也因足横弓过度疲劳、慢性损伤所致。起病缓慢，多为一侧发病，早起站立时疼痛较重，行走片刻后稍好，但行走过久，疼痛复又加重等症状。

张女士今年52岁，右侧足跟部疼痛已经疼了3个多月了，现在足跟部不能着地，期间也去医院检查过，经X线检查诊断为右侧跟骨骨刺。医院建议张女士手术治疗，但张女士不愿意做手术，于是找到了我，我看过她的情况后，推荐她使用白芥子膏治疗骨刺。

具体做法：取白芥子粉适量，加醋调成稠膏状，敷于足跟患部。可利气豁痰，温中散寒，通络止痛。但需要注意的是，肺虚咳嗽、阴虚火旺者忌敷，外敷有发泡作用，皮肤过敏者忌用。

依上方用白芥子醋糊敷于患部（勿令药糊超过赤白肉际，以免发泡损伤皮肤），外以蜡纸覆盖，绷带包扎固定。每2天换药1次，2次后疼痛减轻，半月后疼痛消失。白芥子对治疗骨质增生引起的肿胀疼痛效果非常明显，可连续应用，直至病愈。

一个月后，张女士给我打电话报喜说，这方子还真管用，现在腿不疼了，走路也有力气了，下地做家务也不会感到疼痛了。

老中医推荐增效经穴方

【操作】

采用揉点、摇抖等手法，对足三里穴、太溪穴、照海穴施灸，灸疗5~10分钟，同时提拿跟腱部，被曲足踝等温补的手法配合治疗。应用一些解毒消肿的中药浸泡双足即可。

❶ 足三里穴　在小腿前外侧，当犊鼻下3寸，距胫骨前缘一横指（中指）。

❷ 太溪穴　在足内侧，内踝后方，当内踝尖与跟腱之间的凹陷处。

❸ 照海穴　在足内侧，内踝尖下方凹陷处。

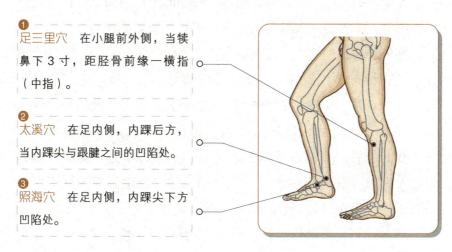

【功效】解毒消肿，舒筋活血。缓解足跟痛。

肩酸、腰痛，可湿敷大蒜泥

患者小档案

症状： 肩酸、腰痛。

管用小偏方：

将捣碎的大蒜加上等量或多一点的面粉混合搅拌，摊在纱布上，紧敷在患处，可以重复多做几次。

人到了中老年之后，身体呈现逐年下降的趋势，常常会出现肩酸背痛、腰痛等症状。妈妈最近两天肩背酸痛、腰痛的毛病又犯了。

书中介绍说"大蒜烤炙对肩酸、腰痛的症患有效"，但我还是习惯用生大蒜。将生大蒜捣碎，涂在患处，效果更好。

具体做法： 将捣碎的大蒜加上等量或多一点的面粉混合搅拌，摊在纱布上，紧敷在患处，可以重复多做几次。给妈妈湿敷后，还真管用，肩酸、腰痛的毛病好多了。但由于大蒜刺激性较强，湿敷大蒜泥后，皮肤起了很多斑疹，这让妈妈很烦恼。后来，我想起香油有滋润皮肤、防过敏的功效，于是，第二次再给妈妈湿敷时，我先用热水将大蒜汁稍为稀释，然后在皮肤上面涂一层香油，再在患处温敷，斑疹真的没起来。

后来，又大概坚持湿敷了2个月，妈妈的肩酸、腰痛的毛病彻底治好了，这让我也感到兴奋不已，于是，赶紧将这个小偏方记下来，以便造福更多的人。

值得注意的是，如果腰痛比较持久，有可能是妇科疾病造成，应到医院外科或妇科接受检查，以免贻误诊治。

父母是儿女的主心骨，希望小偏方能让更多的中老年人享受健康的生活。

老中医推荐增效食疗方

🏆 鱼肚川芎汤

【做法】鱼肚40克，川芎15克，葱白25克，精盐2克，黄酒10毫升，清汤500毫升，熟猪油15克，味精少许。在制作之前首先把鱼肚用温水浸泡(约8小时)，然后放入沸水中微火煮约2小时，离火，焖2小时。汤冷后再烧沸，再焖2小时。鱼肚焖透后，洗去黏液，放入清水中漂洗干净。待鱼肚发亮有弹性时，再切成片。将鱼肚片放入锅里，川芎用布包好也投入锅内，放入适量清汤，用中火烧沸后，再投入大葱白、熟猪油。出锅前加入味精、精盐，食用时再加入黄酒即成。

【功效】活血行气，散风止痛，补肾益精，滋养筋脉。可用于治疗肩背酸痛。

🏆 木瓜红糖酒

【做法】木瓜100克，红糖50克，黄酒500毫升。木瓜、红糖放入酒内泡5天。早晚各服酒1次，每次50毫升。

【功效】木瓜舒筋活络而化湿；红糖和血；黄酒散寒通络活血，缓解肩背酸痛、腰痛症状。

🏆 川芎黄芪粥

【做法】川芎6克，黄芪15克，糯米50克。川芎、黄芪加水煮沸30分钟取汁，加糯米煮成粥。

【功效】川芎行气活血，祛瘀止痛；黄芪补气，加强川芎活血止痛之功效；糯米调和脾胃，补中益气，通络止痛，常食可缓解肩酸、腰痛等症。

热敷和电吹风，治疗颈椎疼痛效果好

患者小档案

症状：颈部沉着、按压有酸麻感，且伴有头晕、眼花、心律不齐等症状。

管用小偏方：

每晚取米醋300~500毫升,准备一块棉纱布(或纯棉毛巾)浸入米醋中，然后平敷在颈部肌肉疼痛处，上面用一个70~80°C的热水袋热敷，保持局部温热20~30分钟。热水的温度以局部皮肤感觉不烫为度，必要时可及时更换热水袋中的热水。热敷的同时，也可以配合活动颈部。一般治疗1~2次，疼痛即可缓解。

老李是银行的退休员工，因为长年工作比较忙碌，30岁时就患上了颈椎增生，虽然后来去医院治好了，但颈椎疼痛的毛病时常会发生，尤其在劳累时，疼痛会加剧，感觉颈部特别沉重，用手轻轻一按会有明显的麻木疼痛感，且伴有头晕、眼花、心律不齐等症状。听说我有不少小偏方，就来求助于我。我教他用米醋调治。

具体做法：每晚取米醋300~500毫升，准备一块棉纱布（或纯棉毛巾）浸入米醋中，然后平敷在颈部肌肉疼痛处，上面用一个70~80℃的热水袋热敷，保持局部温热20~30分钟。热水的温度以局部皮肤感觉不烫为度，必要时可及时更换热水袋中的热水。热敷的同时，也可以配合活动颈部。一般治疗1~2次，疼痛即可缓解。

除了热敷法，使用电吹风也能帮助稳定神经系统，缓解颈部肌肉紧张、酸痛状态。当感觉颈椎疼痛时，试着利用家中的电吹风，距离以皮肤能够适应的热度为宜，对着头颈慢慢地吹，边吹边转动头颈，上下左右尽量转足，时间约5分钟。当然，电吹风使用起来比较吵闹，上班时用的话可能会影响别人。有没有静悄悄的办法呢？当然有：缝个布袋，装一两斤粗盐，使用前先放在微波炉里加热，然后轻轻敷在颈肩部疼痛部位，再用电吹风吹就不会发出"噪声"了。

老中医推荐增效食疗方

🏅 丹参山楂粥

【做法】生山楂50克，丹参30克，粳米100克，冰糖适量。将生山楂、丹参洗净，再将丹参入锅，加水适量，用小火煎煮40分钟，除渣取汁。再放山楂片和淘净的粳米，加水适量，先用大火煮沸，再用小火煮成粥，后加冰糖调匀即可。早晚2次分食。

【功效】活血化瘀，通经止痛。适用于气滞血瘀型颈椎病。

🏅 葛根灵仙汤

【做法】葛根24克，伸筋草、白芍、丹参各15克，秦艽、灵仙、桑枝、鸡血藤各12克。每日1剂，水煎，分早晚2次温服。药渣用布包煎汤，早晚用毛巾蘸药热敷颈部及肩部肌肉，每次20分钟，10天为1个疗程。

【功效】祛风散寒除湿，舒筋活血，强筋壮骨。主治各种类型颈椎病。

闪腰了，按摩、食疗帮你忙

患者小档案

症状：闪腰，腰痛、腿痛，不能动弹。

管用小偏方：

枸杞猪腰汤：猪腰（即猪肾）2只，枸杞叶150克。首先将猪腰洗净切块，然后与枸杞叶加水炖汤，再加少许盐调味就好了，每日早晚各1次，连用7天为1个疗程。

去年，我与妈妈一起坐火车回老家。因为想着时间也不长，就选了硬卧，没想到，妈妈睡了一夜，早晨起来就腰痛，腿也痛，稍微一动就被"闪"了一下，疼痛就由臀部沿大腿外侧向小腿和踝关节延伸，还伴有小腿和足的无力和麻木感。

听她大呼疼痛，我立马叫她俯卧，顺手将随身带的软包垫在妈妈的腰下，开始上下按摩腰部脊柱两侧肌肉，随后握住她的双踝，使其膝关节屈膝至120度以上，反复屈曲几次，突然迅速用力向后拉伸，使其腹部抬离床面，如此反复做1~5次，妈妈的压痛及牵引痛明显立马减轻了。这时才舒了口气，吓坏我了。

另外，我每天都煲枸杞猪腰汤给妈妈喝。

具体做法：猪腰（即猪肾）2只，枸杞叶150克。首先将猪腰洗净切块，然后与枸杞叶加水炖汤，再加少许盐调味就好了，每日早晚各1次，连用7天为1个疗程。

猪腰子富含蛋白质、脂肪、碳水化合物、钙、磷、铁和维生素等营养物质，对于中老年人扭伤后的肌肉补养来说是最合适的选择了。枸杞叶就更好了，它味甘、苦，性凉，具有解热、预防动脉硬化的功效。中医常用它来治疗肝肾阴亏、腰膝酸软、头晕、健忘、目眩、头昏多泪、遗精等病症。

此外，我让妈妈俯卧，将一软包垫在腹部，开始上下按摩其腰部脊柱两侧肌肉，随后握住患者的双踝，使其膝关节屈膝至120度以上，反复屈曲几次，突然迅速用力向后拉伸，使其腹部抬离床面，如此反复做1～5次，压痛便减轻了。

没几天，妈妈的腰、腿就不疼了，这不仅让她真正体会到了小偏方的妙用，而且更体会到了我对她的一片孝心。

老中医推荐增效食疗方

🏅 丹皮杜仲

【做法】牡丹皮、杜仲、赤芍、川续断、延胡索各15克，泽兰、牛膝、红花、桃仁、苏木、台乌药各10克，三七、乳香、没药各9克，生甘草6克。每日1剂，水煎，分2～3次口服。

【功效】主治急性腰扭伤。

🏅 双乌止痛酒

【做法】制川乌、草乌、红花各10克，川芎、当归、牛膝各15克，黄芪18克，白酒1000毫升。兼肩臂痛者加羌活15克，颈项痛加葛根30克，腰膝酸软者加杜仲10克。将上述药物加白酒浸泡7天后饮用。每次饮药酒10~25毫升，早晚各1次。如感觉口舌发麻宜减量。

【功效】温经活血，益气止痛。治疗腰扭伤而无关节红肿发热的患者。

🏅 仙茅炖排骨

【做法】仙茅18克，金樱子12克，猪排骨500克，姜片、盐、鸡精各少许。猪排骨洗净，切块；仙茅、金樱子洗净，捣碎，用纱布包好；将仙茅、金樱子与猪排骨一同放入砂锅中，加适量清水，大火煮沸后，放入姜片，转小火炖煮约1小时，至排骨肉熟烂，加入盐、味精调味即成。

【功效】散寒除痹，强壮腰膝，补肾壮阳，活血止痛，接续筋骨。主治急性腰扭伤，气滞血瘀，兼肾虚者。

老中医推荐增效足浴方

🏆 独活牛膝足浴方

【操作】独活、牛膝各50克，防风30克，人参20克，细辛20克。将上药加清水2000毫升浸泡后煎煮，煎至水剩1500毫升时，澄出药液，倒入脚盆中，先用毛巾蘸药液热熨腰痛部位，待温度适宜时泡洗双脚，每天2次，每次40分钟，15天为1个疗程。

【功效】活血化瘀，祛湿止痛，强壮腰膝。主治急性腰扭伤。

🏆 白芍红花足浴方

【操作】白芍50克，红花30克，桂枝、独活、威灵仙各20克，杜仲、甘草各15克。将上药加清水适量，煎煮30分钟，去渣取汁，与2000毫升开水一起倒入盆中。先用毛巾蘸药液热熨腰痛部位，待温度适宜时泡洗双脚，每天早、晚各1次，每次熏泡40分钟，10天为1个疗程。

【功效】活血化瘀，祛湿止痛，强壮腰膝。主治急性腰扭伤。

🏆 党参白术足浴方

【操作】党参50克，白术、茯苓各30克，陈皮、元胡各20克，大枣10枚。将上药加水适量，煎煮20分钟，去渣取汁，与1000毫升开水同入盆中，先用毛巾蘸药液热熨腰痛部位，待温度适宜时泡洗双脚，每天1次，每次40分钟。15天为1个疗程。

【功效】祛风止痛，通络温肾。主治急性腰扭伤。

第七章

【皮肤五官】小偏方

俗话说『人活一张脸』，但随着年龄的增长，人的皮肤会衰老，五官也会出现这样或那样的不适，如皱纹、老年斑、牙痛、耳鸣等，这些都会困扰中老年朋友的生活，自己难受不说，待人接物还有损『面子』。如果可以掌握一些自助的家庭小偏方，那么，就可以轻轻松松地解决这些麻烦了。

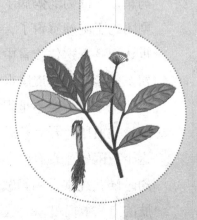

去皱抗衰，试试"鸡蛋驻颜术"

患者小档案

症状：面部、眼部、嘴角的皱纹。

管用小偏方：

用鸡蛋制成面膜，具体方法是：取鸡蛋1个，磕入碗中，加1匙蜂蜜，少许面粉，搅拌成糊状，洁面后，用刷子将其均匀地涂在脸上，10~15分钟便可取下，用温水洗净面部。每周做2~3次就可以保证皮肤紧致，没有皱纹。

美容就像治病一样，也有许多偏方，我时常会在生活中留意搜集，可以帮助更多的女性朋友消除容颜的烦恼。

小区里的王阿姨已经50多岁了，能歌善舞，经常去参加老年剧团表演。老妈在家闲着没事也想去凑热闹，但每次回来，我发现她研究的不是剧团里的曲儿、角儿，却关注起王阿姨的"驻颜术"。老妈说，王阿姨脸上可是一点皱纹都没有，根本不像50岁的人，说看起来就像30岁的人一样。

一天，老妈给打我电话非让我回家一趟，还嘱咐我一定带上药箱，我以为老妈病了，于是急忙赶回家，回到家才知道，原来剧团的王阿姨感冒了，让我去给王阿姨诊治一下。刚好借此机会也认识一下这位传言中的"青春大妈"。到了她家，我发现王阿姨是挺年轻的，皮肤很细滑，面色也比较红润，保养得很好，确实非常难得。要不是因为感冒了，估计面容会更精神些。给王阿姨量完血压，开完药后，我开始跟她聊起皮肤保养的事情，说起这个王阿姨还真有些心得，说自己也是听上辈老人说的，从年轻的时候就经常看妈妈做，自己也就学会了。其实，王阿姨保养皮肤的方法很简单，就是用鸡蛋制成面膜。

很小很小的小偏方 中老年疾病一扫光

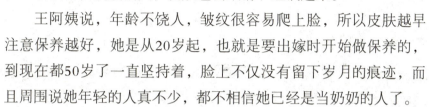

具体做法：取鸡蛋1个，磕入碗中，加1匙蜂蜜，少许面粉，搅拌成糊状，洁面后，用刷子将其均匀地涂在脸上，10～15分钟便可取下，用温水洗净面部。每周做2～3次就可以保证皮肤紧致，没有皱纹。王阿姨说这鸡蛋面膜不能连续使用，要隔天用一回，一般面色晦暗的女性，使用3～4个月，皮肤上的小干纹、细纹、皱纹都会慢慢消失，皮肤也会细滑、红润起来。

王阿姨说，年龄不饶人，皱纹很容易爬上脸，所以皮肤越早注意保养越好，她是从20岁起，也就是要出嫁时开始做保养的，到现在都50岁了一直坚持着，脸上不仅没有留下岁月的痕迹，而且周围说她年轻的人真不少，都不相信她已经是当奶奶的人了。

我听后也赞叹不已，皱纹是皮肤细胞老化的结果，虽然这也是生理的正常现象，但如果能适宜地注意保养，留住青春的脸颊，推迟衰老，哪个女性又能拒绝呢！

美丽容颜是女性珍爱的东西，所以为了能让我们的面庞看上去更年轻，你一定要积极行动起来，做法很简单，但贵在坚持。

老中医推荐增效面膜方

🏅 橄榄油除皱面膜

【做法】橄榄油、蜂蜜各1大匙。将橄榄油加热至37℃左右，再加入适量蜂蜜，调匀，晾温。洁面后，用化妆棉蘸取适量，均匀涂于面部皱纹处，并用手轻轻按摩，促进其吸收，待面膜基本被吸收后，用温水洁面即可。

【功效】橄榄油可防止皮肤衰老，润肤祛斑除皱，特别适合皮肤干燥者。

🏅 黄芪芦荟药草面膜

【做法】黄芪5克，新鲜芦荟10克，蜂蜜2大匙。将黄芪研末；芦荟洗净，削去带刺部分，从中间剖开，将芦荟汁刮入碗中，加入黄芪粉、蜂蜜，调成糊状。洁面后，用面膜刷均匀涂抹在脸上，敷贴约15分钟后取下，用温水洁面即可，每周1～2次。

【功效】黄芪富含"黄芪甲苷"，可促进皮肤蛋白合成，增加皮肤弹性蛋白含量，搭配芦荟和蜂蜜，可消除面部皱纹、细纹、干纹，持续为皮肤补水，滋润肌肤。

🏅 香蕉祛皱面膜

【做法】香蕉1/2根。将香蕉去皮捣烂成糊状，洁面后，均匀涂于面部，敷面15～20分钟后洗去，每周1～2次。

【功效】长期坚持可使脸部皮肤细嫩、清爽，特别适用于干性或敏感性皮肤的面部美容，效果良好。

🏅 蜂蜜蛋黄面膜

【做法】鸡蛋1个，蜂蜜1汤匙，面粉适量。将鸡蛋磕开，分离出蛋黄。在蛋黄中加入蜂蜜，搅拌均匀。慢慢加入面粉，边加边搅拌，直到调成糊状。洁面后，将面膜均匀涂抹在脸上，避开眼周和唇部肌肤。保持15~20分钟，然后用温水洗净。每周使用2~3次。

【功效】蛋黄能滋阴润燥、养血熄风；蜂蜜能补中、润燥、止痛、解毒。本品外用可起到滋润肌肤的功效，有助于消除面部细纹，延缓衰老。

对付老年斑，蜂蜜和姜帮你忙

患者小档案

症状：老年斑。

管用小偏方：

1.每日一杯生姜洋槐蜜茶。取适量鲜姜片放入水杯中，用适量开水浸泡5～10分钟后，加入少许洋槐花、蜂蜜搅匀当茶饮。

2.敷贴生姜白酒面膜。将生姜洗净，不去皮，切成2～4毫米的薄片，晾干或烘干成黄色半透明状后，再放入50度的白酒中浸泡约15日。洁面后，用化妆棉蘸取汁液，以打圈手法涂抹老年斑处，4～5分钟后洗去即可。每晚1次。

近日，我在楼下常看见一位大妈，每天都忧心忡忡的，心里有些纳闷，于是便上前找她聊天，一聊才知道，原来大妈年纪并不大，今年才刚45岁，但看上去好像快60的人，脸上和手上都长了老年斑。她想去美美容，但又怕别人笑话。了解大妈的情况后，我给大妈推荐了个小偏方，就是内服外用生姜和蜂蜜。生姜用法比较多，我给大妈介绍了两种最方便的方法。

具体做法：

1.外用法：一般可将生姜洗净，不去皮，切成2～4毫米的薄片，晾干或烘干成黄色半透明状后，再放入50度的白酒中浸泡约15日。洁面后，用化妆棉蘸取汁液，以打圈手法涂抹老年斑处，4～5分钟后洗去即可。每晚1次。但需要注意的是，在涂抹期间，如果明显感到皮肤有疼痛感或出现红疹，要立即停用，用较凉的温水洗净，两三天即可恢复。

2.内服法：取适量鲜姜片放入水杯中，用适量开水浸泡5～10分钟后，加入少许洋槐花、蜂蜜搅匀当茶饮。每日1剂，连用1～2个月。

老中医推荐增效面膜方

❶ 茄皮蜂蜜面膜

【做法】鲜茄子1个，蜂蜜适量。用自来水冲洗茄子；将新鲜的茄子皮切成一条一条的，放入面膜碗中，用茄子皮里边一面（即白面）蘸取少许蜂蜜，擦拭老年斑处，擦时动作要轻柔，擦揉约20分钟，用清水洁肤即可。

【功效】茄子富含维生素P、维生素C，能降低毛细血管的通透性，可阻断老年斑黑色素的来源和血氧供应，抑制黑色素的形成。茄子皮擦脸是源于民间的疗法，搭配蜂蜜，既可祛斑，还可滋润肌肤，使肌肤更细滑。

❷ 白醋淡斑面膜

【做法】白醋4匙，面粉2匙。将白醋和面粉混合，加适量水搅拌成糊状。洁面后，用面膜刷将其涂抹在整个面部，敷贴约20分钟，做完后用温水洗净，每周使用1~2次。

【功效】白醋是古老而有效的美容佳品，其主要成分是醋酸，具有很强的杀菌消炎作用，对肌肤具有很好的保护作用，并可促进肌肤的血液循环，抑制黑色素的生成，对老年斑具有显著的淡化功效，并能深入清洁肌肤。

❸ 白芨阿胶面膜

【做法】白芨加水200毫升，煮至50毫升左右，过滤取汁；加入阿胶粉，搅拌均匀；再加入玉米粉，调成糊状。洁面后，将做好的面膜覆盖于整个面部，让其停留在脸上约20分钟，做完后用温水洗净，每周使用1~2次。

【功效】白芨富含淀粉、葡萄糖、挥发油、黏液质等营养成分。阿胶能促进人体细胞再生，搭配使用，可淡斑消炎，滋润肌肤，有效对抗肌肤老化和皱纹。

常喝三红汤，赶走面色萎黄

患者小档案

症状：肤色枯燥、萎黄。

管用小偏方：

每日一剂三红汤，取红枣5～8枚，红豆40克，花生适量，将三种食材共煮成汤，连汤一起食用。

小区里的肖大姐是出了名的"一枝花"，不仅人长得漂亮，而且在一家外企上班。可人总有老的一天，随着年龄的增长，肖大姐开始烦恼起来，因为她以前红润的皮肤变得萎黄起来，开始感觉疲倦，晚上常失眠，肤色大不如前。加之，前阵子肖大姐的妈妈因病去世了，这对她的打击更大，人就像被抽干似的，消瘦许多，面色萎黄、干涩。

我看了看，感觉肖大姐身体内气血不足、内分泌紊乱，皮肤松弛，面色暗黄。我告诉她，人体的内在脏腑如果气血不足，必然表现在外在的皮肤、颜面之上。气虚了，就会面色无华，精神差，疲乏无力。血虚了，就会皮肤枯燥，面色苍白或萎黄，指甲不光滑。所以女性面白无华、皮肤差很多都是气血不足导致的。针对她的症状，我给她推荐了三红汤。

具体做法：取红枣5～8枚，红豆40克，花生适量，将三种食材共煮成汤，连汤一起食用，每天1剂。红枣为补养佳品，食疗药膳中常加入红枣补养身体、滋润气血。红枣富含葡萄糖、蔗糖、维生素C、维生素P，还含有丰富的蛋白质、微量元素和其他营养成分，长期食用可延缓衰老。红豆可祛湿利水，补血养心。花生的红衣具有养血补气的功效，常吃能使人的头发更加乌黑亮丽，人也会显得神采奕奕起来。

老中医推荐增效面膜方

🌿 白芷当归面膜

【做法】当归、白芷各等量。将上述药材共研为细末，放入密封盒中，用时取2～3匙，放入面膜碗中，加温水调成糊状。洁面后，用面膜刷均匀涂于面部，敷贴约20分钟后，用清水洗去即可。每周2～3次。

【功效】白芷可改善人体皮肤微循环，促进皮肤新陈代谢，延缓皮肤衰老，抑制黑色素在组织中过度堆积，提亮肤色；搭配当归可活血化瘀，加速皮肤的血液循环，美白肌肤，使面色更加红润，改善皮肤暗黄问题。

🌿 人参茯苓面膜

【做法】人参、白术、茯苓、甘草各等量。将上述药材共研为细末放入密封盒中，用时取2～3匙，放入面膜碗中，加温水调成糊状。洁面后，用面膜刷均匀涂于面部，敷贴约20分钟后，用清水洗去即可。每周2～3次。

【功效】人参、茯苓、白术、甘草这四种药都是补益药物，搭配使用有抑制"酪氨酸酶"活性和黑色素生长的功效，滋润肌肤，促进皮肤修复，改善皮肤枯燥、萎黄等问题，延缓衰老。

🌿 豆腐美白滋润面膜

【做法】新鲜豆腐1块。豆腐放入碗中压碎，将压碎的豆腐装在干净的纱布袋中。洁面后，用纱布袋揉搓脸部5～10分钟，然后用清水冲洗即可，每周可使用2～3次。

【功效】豆腐具有清热润燥、生津解毒的功效，可抑制皮肤黑色素沉着，促进皮肤新陈代谢，滋润美白肌肤。

木香止痒汤，赶走皮肤瘙痒

患者小档案

症状： 皮肤瘙痒、脱屑。

管用小偏方：

木香止痒汤，木香10克，炒枣仁20克，陈皮、大腹皮、地肤子、带皮苓、苦参、白藓皮、防风、荆芥各9克，浮萍6克，水煎成汁，去渣，滤出汤汁，适口后饮用，每日1剂。也可用此方进行沐浴，效果更佳。

前几日，一位老家的表叔来我家，想在这边旅游几天，顺便探望一下我爸妈，因为家里小，所以准备让我去单位宿舍住几天，我也就答应了，可刚好这几天天气转凉，晚上要值班，于是起了个大早想回家取些厚衣服，刚一进家门，见表叔在客厅坐着，不停地抓挠，我打了个招呼后，问："叔，你怎么了，皮肤过敏吗？怎么挠这么厉害，都有抓痕了。"了解表叔情况之后，又仔细为他看了看，我根据表叔的症状反应，给他开了木香止痒汤。

具体做法： 木香10克，炒枣仁20克，陈皮、大腹皮、地肤子、带皮苓、苦参、白藓皮、防风、荆芥各9克，浮萍6克，水煎成汁，去渣，滤出汤汁，适口后饮用，每日1剂。可行气安神、散风利湿，治疗各种顽固性皮肤瘙痒症。也可用此方，煎煮30分钟去渣取汁，与2000毫升开水一起倒入澡盆中，先熏蒸，然后沐浴，这样止痒的效果会更好。

我给表叔开了一周的药，让他坚持饮用、沐浴7天看看。开始表叔还不以为然，想着我一个年轻孩子怎么能治好他的病，但为了能止痒，他还是坚持喝了，喝了三天后，我回家时，他已经好多了，他告诉我，没那么痒了，而且晚上睡觉也踏实多了。我心里很高兴，并嘱咐他继续把药喝完。

老中医推荐增效足浴方

🏅 防风黄芪足浴方

【操作】防风、黄芪各20克，当归15克，黄柏、红花、川芎、硫黄、苦参各10克。将上药择净，放入药罐中，加入清水适量，浸泡5～10分钟后，水煎取汁，放入硫黄混合均匀，放入浴盆中，用毛巾蘸药外涂患处，待温度适宜时，足浴。每日1～2次，每次30分钟，隔日1剂，连续用3～5剂。

【功效】养血益气，疏风止痒。

🏅 火麻仁鸡血藤足浴方

【操作】火麻仁30克，鸡血藤50克，当归、赤芍各20克，川芎15克。将上药择净，放入药罐中，加入清水适量，浸泡5～10分钟后，水煎取汁，放入浴盆中，用毛巾蘸药外涂患处，待温度适宜时，泡双足30分钟，每晚1次，7天为1个疗程。

【功效】养血，祛风，止痒。主治老年血虚引起的皮肤瘙痒。

🏅 熄风止痒足浴方

【操作】生地30克，煅龙牡15克，玄参、当归、丹参、血蒺藜各9克，炙甘草6克。将上药择净，放入药罐中，加入清水适量，浸泡5～10分钟后，水煎取汁，放入浴盆中，用毛巾蘸药外涂患处，待温度适宜时，泡双足40分钟，每晚1次，7天为1个疗程。

【功效】养血润燥，熄风止痒。主治皮肤瘙痒症。

对付湿疹，常用中药洗浴

> **患者小档案**
>
> 症状：湿疹，身上有红色斑块，瘙痒难耐，皮肤有灼烧感。
>
> 管用小偏方：
>
> 生地黄、板蓝根、苦参各30克，白鲜皮50克，黄芩40克，一同放入中药锅中，加水适量，煎煮30分钟，去渣取汁，与3000毫升温水同入浴盆中，适温后，一边泡足，一边用纱布蘸取药液清洗患处。每晚1次，每次30分钟，7次为1个疗程。

荣先生是做海鲜生意的能手，十几年来，一直在小区附近的市场做买卖，妈妈也常去他店里买海产、鱼、虾之类的。可最近一段时间，他家的店铺时常会关门，有一次妈妈嘱咐我下班带条鱼回来，结果去了他家店关门了，上面还贴着"家中有事"。于是，我只好过几天再去买。前天下午，我在市场门口碰见荣先生的妻子，便问起店铺没开的原因。原来，荣先生患了皮肤病，胳膊和胸前起大片大片的红色丘疹、皮肤潮红、瘙痒难耐、皮肤有灼烧感。医生告诉他，这是湿疹。了解情况之后，我让他老婆找来了笔和纸，开了一种清热除湿的中药洗浴方剂，并让她抽时间去中药房抓7副，用药一个疗程。他老婆拿着药方不停地点头，并表示感谢。

我给荣先生开的中药方叫"生地白鲜皮方"。

具体做法：生地黄、板蓝根、苦参各30克，白鲜皮50克，黄芩40克，一同放入中药锅中，加水适量，煎煮30分钟，去渣取汁，与3000毫升温水同入浴盆中，适温后，一边泡足，一边用纱布蘸取药液清洗患处。每晚1次，每次30分钟。7次为1个疗程。

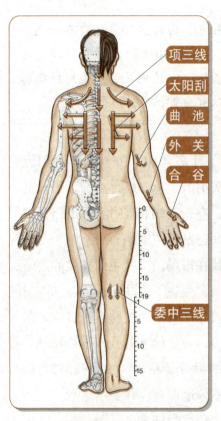

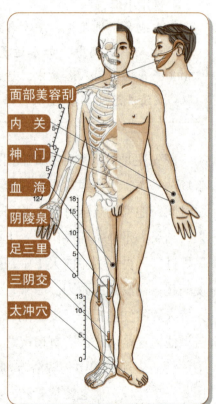

老中医推荐增效刮痧方

【操作】

以下列顺序进行刮痧治疗。项丛刮—项三线—太阳刮—面部美容—曲池—外关—内关—神门—合谷—血海—委中三线—足三里—阴陵泉—三阴交—太冲。

项三线
太阳刮
曲池
外关
合谷

委中三线

面部美容刮
内关
神门
血海
阴陵泉
足三里
三阴交
太冲穴

【功效】活血祛湿，凉血解毒。辅助治疗湿疹。

很小很小的小偏方 中老年疾病一扫光

182

葱白、蒲公英治鸡眼，还你一双健康的脚丫

患者小档案

症状：鸡眼皮肤角质厚，呈灰黄色或醋黄色，走路时有压痛感。

管用小偏方：

1. 取一棵蒲公英（普通药店有售），将根部冒出的白色浆液涂在鸡眼上，两三天鸡眼便慢慢向外脱落，一周便脱落干净。

2. 将葱叶头割断，用手挤其液（即葱叶内带黏性的汁液），缓慢涂擦鸡眼处，数次可愈。

我舅母从小就生活在农村，长年累月下地干活，两个脚板的角质层特别厚，呈灰黄色或蜡黄色，用热水泡过后可以刮下一层粗皮来。有时走路多了，还会疼痛难忍。她打电话问我有没有办法治疗这病。我告诉她，她脚上长的是鸡眼。

鸡眼是由脚上较突出部分的皮肤长期受压或摩擦而形成的。由于脚负担着很大的重量，并且经常站立、行走，在这个过程中，会不断与鞋子产生摩擦，脚部的皮肤因此会增生很厚的角质。随着行走的增多，角质层会进一步变粗变厚。由于角质层本来就缺乏水分和油分，当累积的角质变厚之后，若不注意保湿、滋润，就会生成胼胝，且很容易脱皮、龟裂，形成鸡眼。如果行走时鞋过紧，或脚部先天性畸形，长期重心固定，使尖端压迫神经末梢，产生疼痛。如果你的脚上有了鸡眼，可以用这个偏方去除。

具体做法：先把脚洗净，趁湿用剃须刀片削掉鸡眼顶部，直到能看到里边的竖丝为止。取一棵蒲公英（普通药店有售），将根部冒出的白色浆液涂在鸡眼上，两三天鸡眼便慢慢向外脱落，1

周便脱落干净。

如果没有蒲公英，用鲜大葱效果也是一样的。将葱叶头割断，用手挤其液（即葱叶内带黏性的汁液），缓慢涂擦鸡眼处，效果极佳。

老中医推荐增效验方

☘ 荔枝核治鸡眼

【做法】荔枝核适量。将上药在太阳下晒干，或置瓦片上(忌用铁器)焙干，碾压成粉，用不加色素的米醋，混合如泥即成。将上药涂抹患处，荔枝核粉泥须把周围僵硬的皮盖严，上附脱脂棉，用纱布包扎，每晚将脚烫洗后换洗1次，轻者3~5日，重者10日就可治好。

【功效】用于治疗鸡眼。

☘ 五倍子治鸡眼

【做法】五倍子、生石灰、石龙脑、樟脑、轻粉、血竭各1克，凡士林12克。各研细粉，调匀(可加温)成膏即成。先用热水泡洗患处，待鸡眼外皮变软后，用刀片仔细刮去鸡眼的角质层，贴上剪有中心孔的胶布(露出鸡眼)，敷上此药，再用胶布贴在上面。每日换药1次。

【功效】用于治疗鸡眼。

☘ 无花果治鸡眼

【做法】未成熟的无花果捣烂，敷于患处，每日换药2次，数日见效。

【功效】用于治疗赘疣、鸡眼。

首乌大麻汤，洗去烦人的牛皮癣

患者小档案

症状：牛皮癣时常痒痛，挠破后会出水，结疤后依旧会痒。

管用小偏方：

首乌大麻熏洗方，生首乌、大胡麻各50克，生地黄、白鲜皮各30克，当归15克，夜交藤40克。将以上中药同入锅中，加水适量，煎煮30分钟，去渣取汁，先熏蒸，再用一块干净的纱布擦洗患处，每日早晚各1次，每次30分钟，7天为1个疗程。

林大爷年轻时膝盖上患上了牛皮癣，时常会痒痛难耐，有时只有用手挠破了，才不痒，但是没过几天，伤口一结疤，还是会痒起来，虽然也用过很多消炎止痒的药膏治疗过，但效果并不好，也不知道是不是有了抗药性，有时涂抹前两天还有效，后面就不管事了，病情反反复复，弄得人简直没法正常生活、工作，也因此，林大爷还没到退休年龄，就早早病退了。

林大爷听说我这里有很多偏方可以治疗疾病，于是便来到我的诊所，要我帮他看看有什么方法可以彻底治好这烦人的牛皮癣。我看了看林大爷的牛皮癣患处，皮肤红疹很明显，皮肤边缘还有部分瘀血红疹和长期结疤留下的黑暗皮肤。我又帮林大爷号了脉，舌红紫，脉弦滑，体内湿气较重。于是，我给林大爷推荐首乌大麻熏洗方。

具体做法：生首乌、大胡麻各50克，生地黄、白鲜皮各30克，当归15克，夜交藤40克。将以上中药同入锅中，加水适量，煎煮30分钟，去渣取汁，先熏蒸，再用一块干净的纱布擦洗患处，每日早晚各1次，每次30分钟，7天为1个疗程，大约使用3个疗程，就可消除牛皮癣。可养血、润燥、止痒，缓解牛皮癣引起的脱屑、红肿、痒痛等不适感。为了避免复发，可在牛皮癣消失后，再接着熏洗1个疗程，巩固病情。

老中医推荐增效外用方

🏆 苦参醋液方

【操作】苦参200克，陈醋适量。将苦参择净，放入醋液中，密封浸泡5～7天即成。使用时局部常规消毒后，用棉签蘸本品外涂患处，每日早晚各1次，连续坚持7～10天。

【功效】清热利湿，消肿散结。高浓度的醋酸有脱水作用，可使患部皮肤萎缩，患处呈灰白色，随着角质的脱落和溶解，患处也会逐渐长出新皮。

🏆 徐长卿苦参酊方

【操作】徐长卿30克，苦参50克，75%乙醇适量。将两味药择净，放入乙醇中，密封浸泡5～7天即成，使用时，局部常规消毒后，用棉签蘸取本品外涂患处，每日早晚各1次，连用7～10日。

【功效】清热利湿，消肿止痒。

🏆 蝉衣菊花方

【操作】蝉衣、生地、苦参各20克，野菊花、皂角刺、银花藤各30克，荆芥、防风各15克。将以上中药同入锅中，加水适量，煎煮30分钟，去渣取汁，与40℃的温水3000毫升同入泡足桶中，一边泡足一边用纱布蘸药液清洗患处。每晚1次，每次30分钟。7天为1个疗程。

【功效】散风清热，消肿止痒。

按揉悬厘穴，治疗晕眩、耳鸣的急救方

患者小档案

症状：晕眩、耳鸣。

管用小偏方：

1.短暂性耳鸣，只需用手指捏住鼻子，紧闭上嘴，然后使劲鼓气，让气从两个耳朵出去，几秒钟就能恢复如初。

2.每日用拇指指端按揉悬厘穴30~60次，不久你会感受到眩晕在消失，耳鸣在减弱。

一天，我陪爸爸去李大伯家做客，酒足饭饱后，李大伯对我说："你能给我看看吗？我的耳朵最近老发出嗡嗡的声音。这种声音有强有弱，有长有短。声音强时，宛如地下火车刹车的'刺嚓'声，弱时只会感到耳内有不适，头晕脑胀。"我问他："这种感觉从何时开始？"李大伯笑笑说："嗨，这我可记不得了，我这人大大咧咧的，对自己的身体并不上心，感觉上，大概有一段时间了吧。"

我帮李大伯号了脉，仔细查看了一下，告诉他，这是短暂性耳鸣。李大伯听后，赶忙问，能治吗？我告诉他，先教他一些简单的急救方法，很管用。

老年人短暂性的耳鸣，只需用手指捏住鼻子，紧闭上嘴，然后使劲鼓气，让气从两个耳朵出去，几秒钟就能恢复如初。当然，要想求好的效果，就要常按摩足少阳胆经的悬厘穴。悬厘穴位于头维穴至曲鬓穴弧形线的下1/4与上3/4交点处。每日用拇指指端按揉30~60次，不久你会感受到眩晕在消失，耳鸣在减弱。

老中医推荐增效食疗方

🏅 猪腰子粥

【做法】猪腰子1对，粳米60克，葱3段。将腰子去臊腺筋膜，切成黄豆大的小丁，葱切碎，粳米淘1次，同放锅内，加料酒及花椒水少许，再加清水适量，武火烧开后改中火熬至粥烂即可。每日1剂做早餐食，连服7~10周。

【功效】补肾益精。适用于肾精亏损型耳鸣、耳聋。

🏅 桑葚糖

【做法】桑葚200克，白糖500克。将白糖放铝锅内，加适量水，文火熬至稠时，加入桑葚末调匀，继续熬至挑起成丝状时，停火。将糖汁倒入涂有熟植物油的搪瓷盘内，晾凉，用刀切成小块即可。

【功效】滋补肾阴，养血。可用于肾阴虚所致之耳鸣、耳聋。

🏅 枣柿饼

【做法】柿饼、红枣各30克，山萸肉10克，白面粉100克，植物油少许。柿饼去蒂切块；红枣洗净去核。将柿饼、红枣、山萸肉(洗净)烘干，研成细末，与面粉混匀，加清水适量，制成小饼。用植物油将小饼烙熟即可。早、晚餐服用。

【功效】健脾胃，滋肝阴。适用于肝阴不足、脾胃虚弱而致之耳鸣、耳聋。

眼纹眼袋，敷眼猜不出年龄

患者小档案

症状：眼周皮肤干涩、眼纹、眼袋。

管用小偏方：

用土豆片敷眼，取土豆一个，去皮，洗净，切成薄片。洁面后，躺在床上，将土豆片敷在眼上，等约15分钟，再用清水洗净即可，每日1次。

人常说"人老眼先老"，这个一点也不假。随着年龄的增长，人体机能的衰退，细胞慢慢老化，不再丰润。许多年龄偏大的女性都会大量使用化妆品，以求容颜美丽。提到眼袋，爱美的女士肯定不会陌生。梳妆台上那些琳琅满目的瓶瓶罐罐中，必定有几款是专门用来对付它的。前几天来诊所的赵大姐就是专门看眼袋的。

我看了看赵大姐的眼周，眼纹很深，特别是笑的时候更严重，眼圈水肿得厉害，眼袋长度大约4厘米，下拉近2厘米。乍一看下来，就好像两个眼睛下面各长了一块肉一样。看着赵大姐愁眉苦脸的样子，我安慰了她几句。

我给赵大姐开了两个方子，一是土豆片敷眼，二是茶叶包敷眼，交替使用。赵大姐很纳闷，这些都是很普通的食材怎么能消除眼纹、眼袋呢？

具体做法：取土豆一个，去皮，洗净，切成薄片。洁面后，躺在床上，将土豆片敷在眼上，等约15分钟，再用清水洗净即可，每日1次。土豆汁液直接涂在脸上，增白效果十分明显，有很好的呵护肌肤、保养容颜的功效。我们的皮肤容易在炎热的夏天被晒伤晒黑，土豆汁对清除色斑的效果也很明显，并且没有副作用。

老中医推荐增效眼膜方

丝瓜眼膜

【做法】丝瓜1根，取未成熟的丝瓜去皮、籽，捣成泥，洁面后，将丝瓜泥均匀涂在眼部周围，并用手加以按摩，约15分钟后，用温水洗去。每周2~3次。

【功效】丝瓜有抗过敏、洁肤、防皱的功效。

蜂蜜蛋黄眼膜

【做法】鸡蛋1个，蜂蜜1匙，橄榄油2滴。将鸡蛋磕破，滤出鸡蛋清，用筷子打散，加入1匙蜂蜜调匀，再加入橄榄油调匀。洁面后，将眼膜均匀涂在眼部周围，并用手加以按摩，约15分钟后，用温水洗去。每周使用1~2次。

【功效】润肤防皱。

牛奶眼膜

【做法】脱脂奶50毫升。先把牛奶放入冰箱冰镇，再取棉片浸入冰镇牛奶中，洁面后，将棉片敷贴在眼部周围，并加以按摩，约20分钟取下，每天早晚2次，每次10分钟。

【功效】消除眼袋、眼纹。

🔔 温馨提醒

　　针对新陈代谢的节奏和吸收能力的不同，早晚应分别选用具有不同功效的眼部护肤品，早晨可选用柔和的凝露，以活化肌肤；晚上则使用含有滋养成分的眼部精华液，促进眼部肌肤修复和保养，涂抹时，应用力度最柔和的无名指。均匀涂抹眼霜后，要注意按摩，可先用无名指沿下眼尾按揉至眼眉，再向上滑一圈。然后再沿着眉骨，从眼头滑向眼尾，适当的按摩可促进眼膜的吸收。

厨房调料治牙痛，止痛效果好

患者小档案

症状：牙痛，牙龈上火，红肿。

管用小偏方：

取花椒15克，白酒50毫升，将花椒泡在酒内10~15天，滤去花椒即成。一般牙痛，可用花椒酒漱口；如果是龋齿，可用棉球蘸此酒塞牙洞内。

俗话说："牙痛不算病，痛时能要命。"可见牙痛给人造成的痛苦之大。去医院治疗，基本上也是根据抗菌、消炎、止痛的原则采取治疗措施。其实，小小的厨房之物——花椒，就能治疗牙痛。

对门老贾就亲身试验了这个偏方。这天我陪李大爷去他家做客，一开门，发现他原本清瘦的脸竟然肿了大半边，眼睛红得冒火，和我打招呼都听不清楚在说什么。原来他牙龈上火了，导致整个牙床疼得他整夜都没睡好。我让他张开口，牙齿没有虫洞，这确定是牙龈炎无疑了。

具体做法：找几粒花椒过来。让患者侧躺在床上，将坏牙一侧的脸部放下面，然后让他张开口，用镊子夹住花椒和味精放在他的牙齿上，最后用棉球覆盖，让患者咬住棉球，5分钟后，老贾摸了摸肿胀的半边脸，吐掉口中的棉球说："哎呀，好了，不疼了！"

这个方法之所以有效，主要靠的是花椒。研究证明，花椒中含有的挥发油对6种以上的细菌、11种以上的真菌有较好的杀灭作用，还含有能消炎止痛、抑制局部炎症的成分，对牙龈炎之类的感染性牙病能起到治本的作用。

花椒除了和味精组合能治牙痛外，和白酒相配治牙痛效果也不错。白酒本身就有杀菌效果，再加上富含乙醇的特质，能更好地把花椒里的成分溶解出来，最大限度地发挥消毒作用。

具体做法： 取花椒15克，白酒50毫升，将花椒泡在酒内10～15天，滤去花椒即成。一般牙痛可用花椒酒漱口；如果是龋齿，可用棉球蘸此酒塞牙洞内。

如果家里一时找不到花椒和白酒，用陈醋漱口也能应急。万一出门在外，牙痛发作，还可以按压合谷穴。合谷穴的位置在大拇指和食指的虎口间，离虎口边缘2~3厘米的位置。当你左边牙痛的时候，去找右手的合谷穴，反之就是左手。稍微用力按压几分钟后，疼痛立刻就会减轻。

温馨提醒

当老年人突然牙痛，千万不要忘了心源性牙痛的可能性。临床观察发现，心脏缺血引起疼痛时，患者有时并不会感觉胸口不适，却会感到牙痛、喉咙痛或者胳膊痛。鉴别起来并不难，这种心脏疾病引起的牙痛，针对牙齿局部治疗是没效果的，如果含一个硝酸甘油片不能迅速缓解牙痛的话，要想到有可能是心绞痛甚至心肌梗死的原因。

老中医推荐增效经穴方

【操作】

1.按揉面部的四白、巨髎、地仓、下关各30～50次，力度轻柔。

2.按压下颌部的大迎30~50次，力度适中，以有酸胀为宜。

3.按揉太阳穴50次，力度以产生局部酸痛感为宜。

4.用中指指端点揉承浆、头维、夹承浆各50～100次。

5.按揉首面穴30~50次，力度适中。

6.推左右桥弓各10次，力度适中。

7.按揉风池穴10~20次。

8.按揉摩擦面颊部2~3分钟，以产生温热感为佳。

9.棒推耳部牙痛点、喉牙、神门各3分钟，频率每分钟90次，力度以柔和为宜。

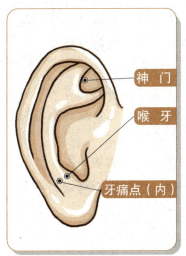
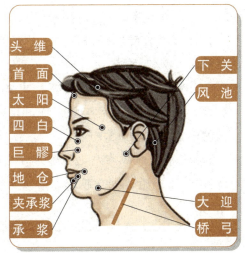

【功效】清热解毒，散血消肿，缓解牙痛。

老年白内障，按摩疗法帮你忙

患者小档案

症状：白内障，视物不清。

管用小偏方：

1.闭着眼睛，用食指、中指、无名指的指端轻轻地按压眼球，也可以旋转轻挤按穴位揉。不可持续太久或用力揉压，20秒钟左右就停止。

2.双手的各三个手指从额头中央，向左右太阳穴的方向转动搓揉，再用力按压太阳穴，可用指尖施力。如此眼底部会有舒服的感觉。重复做3~5次。

3.拇指腹部贴在眉毛根部下方凹处，轻轻按压或转动。重复做3次。眼睛看远处，眼球朝右一上一左一下的方向转动，头部不可晃动。

魏爷爷的单位每年都会组织大家进行一次公费体检，算是对老干部的优待活动，通常都是血、尿、便、肝功能、五官检查等常规项目。对于眼部检查，大家都没怎么重视，常常是医生口头询问，让大家自报视力状况，没有更进一步地深入检查。最近半年来，魏爷爷总感觉视物模糊，泪水直流，到医院进行检查，发现患有早期老年白内障。

提醒广大老年朋友，当你发现自己视力下降，应警惕是否患了白内障。因为人类眼部的晶状体和身体其他部位一样，也会衰老的，其表现就是水分减少，晶体核心部失水而质地变硬，且年龄越大，硬化程度越高。如果这种情况长期发展下去，其硬化部分就会变白，最终发展成为"白内障"。当然，水分的减少并不是唯一的表现，还有蛋白质中部分水溶性的物质，也会变成不溶于水的类蛋白而成为硬蛋白等。

目前，白内障手术方法众多，器械先进，因此不必为此过分担忧，但也不能过于麻痹。早发现，早治疗可使病情稳定。我告诉魏爷爷，清水洗眼可缓解早期白内障。

具体做法：将水倒入脸盆，脸浸入水中，睁开眼睛，眼球上下移动3次，左右移动3次，反复如此，每天坚持练习2次。

此外，经常施以眼部按摩，也能缓解白内障病情发展。

1.按压眼球法：闭着眼睛，用食指、中指、无名指的指端轻轻地按压眼球，也可以旋转轻挤按穴位揉。不可持续太久或用力揉压，20秒钟左右就停止。

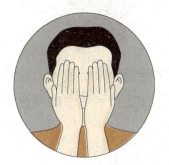

双掌熨目

2.按压额头法：双手的各三个手指从额头中央，向左右太阳穴的方向转动搓揉，再用力按压太阳穴，可用指尖施力。如此眼底部会有舒服的感觉。重复做3～5次。

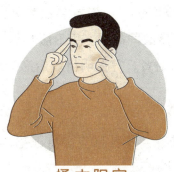

揉太阳穴

3.按压眉间法：拇指腹部贴在眉毛根部下方凹处，轻轻按压或转动。重复做3次。眼睛看远处，眼球朝右—上—左—下的方向转动，头部不可晃动。

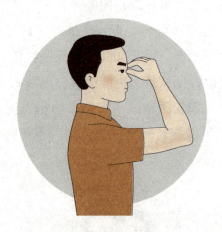

以上这些方法都能消除眼睛疲劳，让眼睛充分休息，刺激容易老化的眼睛肌肉，使之得到气血的充分滋养，变得水汪汪、晶莹透亮。

老中医推荐增效食疗方

🏅 芝麻枸杞粥

【做法】黑芝麻、枸杞子、何首乌各15克，粳米100克。黑芝麻洗净晾干，炒香研末；何首乌煎煮两次，去渣取汁，与粳米、枸杞子、黑芝麻共同熬粥。每日服1次。

【功效】补肝益肾，养血明目。治疗头晕眼花、须发早白。

🏅 银菊茶明目饮

【做法】银花、菊花各10克。将银花、菊花用开水浸泡，代茶饮。

【功效】疏风清热，清脑明目。银花疏风清热，兼能解毒；菊花清头明目。两者合用，则疏风清热、明目作用更强。

蛋松拌三丝

【做法】鸡蛋4个，银粉丝、胡萝卜各100克，藕150克，香油100毫升，白酱油、花椒油、辣椒油各15毫升，盐3克，味精、嫩姜丝、葱花、醋、香油各适量。先将鸡蛋打碎，弃壳，蛋黄、蛋清入碗，用筷子打散成糊，加入盐面搅匀；然后置锅于中火上，加入香油，待油烧至四成热时，高举漏勺倒入蛋糊，使之慢慢漏入油锅，将其炸成黄色，并边炸边捞出，挤去油汁抖开即成蛋松；最后将胡萝卜、藕洗净，刮去薄皮切成细丝，粉丝放入温水发软洗净，捞出再同萝卜丝、藕丝同入热水锅中煮沸取出沥去水分，装盘加入姜丝、葱花、白酱油、花椒油、辣椒油、香油、醋、盐、味精调匀即成。

【功效】滋肾明目，维生素A及钙质极为丰富，为维护视力之佳肴。

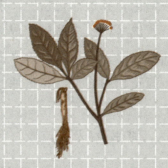

HENXIAO HENXIAO DE XIAOPIANFANG
——ZHONGLAONIAN JIBING YISAOGUANG